AF395439

PUBLICATIONS DU *PROGRÈS MÉDICAL*

CONTRIBUTION A L'ÉTUDE

DE LA

MÉNINGO-MYÉLITE EXPÉRIMENTALE

PAR

J. DAGONET

Docteur en médecine de la Faculté de Paris.

PARIS

AUX BUREAUX DU
PROGRÈS MÉDICAL
14, rue des Carmes, 14

A. DELAHAYE & E. LECROSNIER
ÉDITEURS
Place de l'École-de-Médecine

1884

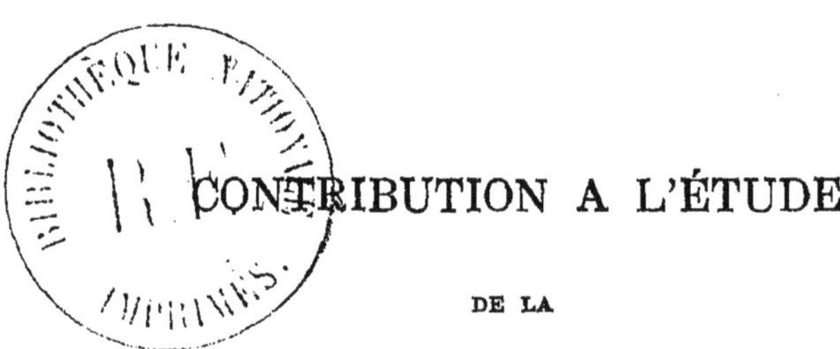

CONTRIBUTION A L'ÉTUDE

DE LA

MÉNINGO - MYÉLITE EXPÉRIMENTALE

PARIS. — IMP. V GOUPY ET JOURDAN, RUE DE RENNES, 71.

PUBLICATIONS DU *PROGRÈS MÉDICAL*

CONTRIBUTION A L'ÉTUDE

DE LA

MÉNINGO-MYÉLITE EXPÉRIMENTALE

PAR

J. DAGONET

Docteur en médecine de la Faculté de Paris.

PARIS

AUX BUREAUX DU
PROGRÈS MÉDICAL
14, rue des Carmes, 14

A. DELAHAYE & E. LECROSNIER
ÉDITEURS
Place de l'École-de-Médecine

1884

AVANT-PROPOS

Ce travail fait partie d'une série de recherches entreprises sous la direction du Dr Quinquaud et dans son laboratoire de l'hospice des Ménages. Ces recherches ont pour but l'étude des variations de l'exhalation de l'acide carbonique sous l'influence de conditions pathologiques ou expérimentales dé-terminées.

C'est ainsi, comme l'a montré le Dr Butte (Th. Paris, 1883), que certains agents médicamen-teux, l'alcool, le bichlorure de mercure, l'arséniate de soude, le bicarbonate de soude, le sulfate de qui-nine, font diminuer l'excrétion de l'acide carbo-nique. L'acide carbonique augmente à la suite d'in-jection d'eau dans les veines, sous l'influence de la suralimentation, sous l'action des bains froids; il diminue à la suite de certaines lésions expérimen-tales, la pleurésie sèche, la section des nerfs pneumo-gastriques qui détermine de graves lésions pulmo-naires.

Nous étudierons dans notre thèse l'action de la *méningo-myélite diffuse* sur l'exhalation pulmonaire de l'acide carbonique.

On sait que les déchets de l'activité cellulaire sont représentés par l'acide carbonique; notre travail est donc une faible contribution à l'étude de l'influence du système nerveux sur la nutrition. Nous n'avons pu passer sous silence quelques particularités que nous ont présentées nos expériences. Aussi diviserons-nous ce travail en quatre chapitres.

Dans le premier, nous exposerons la méthode d'expérimentation que nous avons suivie.

Dans le deuxième, nous étudierons l'action produite par les lésions médullaires et la *méningo-myélite* sur l'exhalation pulmonaire de l'acide carbonique.

Dans le troisième, nous indiquerons les modifications des urines.

Le dernier chapitre, enfin, résumera l'état de la question des localisations dans la moelle lombaire.

L'éloge de l'expérimentation n'est plus à faire; il se trouve tout entier dans ces mots de BACON, rappelés si heureusement par le professeur VIRCHOW au congrès de Londres : « *Quæ in natura fundata* « *sunt crescunt et augentur ; quæ autem in opi-* « *nione variantur, non augentur.* »

Que notre maître, le D' QUINQUAUD, reçoive l'expression de notre gratitude pour la bienveillance qu'il nous a toujours témoignée et les conseils qu'il nous a prodigués.

Nous remercions notre excellent ami, le D' BUTTE, de nous avoir initié aux recherches délicates du laboratoire en nous consacrant une partie de son temps.

CHAPITRE PREMIER]

Introduction

Le premier auteur qui ait produit une myélite expérimentale est Brown-Séquard. En 1850, il montrait à la
Société de biologie un cobaye mort de myélite aiguë
expérimentale au bout de 7 jours et dont la moelle était
détruite depuis la 10ᵉ vertèbre costale jusqu'à la queue
de cheval ; Brown-Séquard faisait à cette époque une
série d'expériences dans le but de démontrer que la
moelle peut être mise à nu sans inconvénient, que la
survie est possible après l'ablation de la moelle, que la
circulation, la respiration et la digestion se font normalement ; il cherchait à nier, de ces expériences faites sur
les pigeons et les cobayes, l'action de la moelle sur le
cœur, l'estomac, les poumons, la chaleur animale et la
sécrétion urinaire. (Comptes rendus de la Société de
biologie, 1850, p. 28.)

En 1869 et 1870, Hayem et Liouville ont provoqué
des myélites expérimentales chez des cobayes. Leurs
expériences sont rapportées dans la thèse d'agrégation
de Dujardin-Beaumetz (1). Ces auteurs introduisaient
un fragment d'iode ou injectaient de la glycérine dans
la moelle. Grancher et Dujardin-Beaumetz ont répété
ces expériences. (Obs. V et VI.)

---

(1) Dujardin-Beaumetz. *De la myélite aiguë.* Th. d'agrégation,
Paris, 1872.

Le professeur Vulpian (1) montre qu'on observe la myélite chez les animaux à la suite de traumatismes ou d'injection de substances irritantes dans la moelle (soude, potasse, ammoniaque, nicotine, essence de mou-tarde, etc.).

Hamilton enflammait la moelle des chats en passant un fil au travers de la substance nerveuse. On peut introduire une aiguille chargée d'acide acétique, etc. Le professeur Vulpian injectait une goutte d'une solution concentrée de nitrate d'argent dans la moelle du chien après avoir ouvert le canal rachidien.

Nos connaissances sur la myélite ont peu gagné, puis-que les auteurs n'ont jamais réussi à provoquer d'in-flammation étendue (Leyden). En 1874, le professeur Leyden fit ses expériences sur les chiens et les chats qui résistent assez bien. Il mit la moelle à nu dans la région lombo-dorsale et injecta 10 à 20 gouttes de liqueur de Fowler dans l'épaisseur de la moelle. La liqueur de Fowler détermine dans le système nerveux des inflam-mations qui ont de la tendance à s'étendre au loin, et Klemm (2) l'avait injectée sous le névrilemme du nerf sciatique.

Après les injections, le professeur Leyden voyait les animaux perdre la motilité, la sensibilité des pattes pos-térieures et présenter de la paralysie des sphincters. La paralysie ne faisait aucun progrès les jours suivants ; dans un cas seulement les pattes antérieures s'affaibli-rent 2 jours avant la mort. Les animaux mouraient en peu d'heures, probablement intoxiqués par le chloro-forme. D'autres moururent 2, 4, 6 jours après et davan-tage (3).

---

(1) Vulpian. *Maladies du système nerveux*. Paris, 1879.
(2) Klemm. *Ueber neuritis migrans*. Th. Strasbourg, 1872.
(3) Leyden. *Maladies de la moelle épinière*. Trad. par Richard et Viry. Paris, 1879.

Nous avons répété les expériences de Leyden, en mo·
difiant le procédé opératoire. Nous n'avons pas voulu
mettre la moelle à nu sur les chiens, ce qui cause de
grands délabrements et fait perdre beaucoup de sang à
ces animaux. Nous avons simplement pris de petits trocarts que nous avons enfoncés dans la moelle à travers
les parties molles. Dans la région lombaire, il faut suivre
exactement le bord supérieur de l'apophyse épineuse
de la vertèbre ; on arrive sur le ligament jaune qui unit
les lames vertébrales entre elles. On imprime au trocart
de petits mouvements de rotation qui le font pénétrer
facilement dans le canal rachidien. Dans la région dorsale, il faut suivre le bord inférieur des apophyses épineuses avec de longs trocarts, ces apophyses étant sur
le chien très développées et dirigées obliquement en bas
et en arrière.

Après avoir traversé la moelle, la pointe du trocart
est arrêtée par la face postérieure du corps de la vertèbre. On retire alors le trocart en laissant la canule.
L'extrémité de la canule se trouve au milieu de la substance nerveuse, puisque la pointe du trocart dépasse
toujours cette extrémité de 4 à 5 millimètres. Par la
canule nous injectons 10 à 20 gouttes de liqueur de
Fowler suivant l'indication de Leyden.

La liqueur de Fowler ne nous a pas donné les résultats que nous attendions. Jamais la paralysie ne faisait
de progrès les jours suivants, comme le remarque du
reste le professeur Leyden, et tous les chiens gué-
rissaient.

Nous avons alors employé l'huile de croton dont on
connaît les propriétés caustiques. L'huile de croton déter·
mine des suppurations très étendues ; jamais elle n'a
échoué entre nos mains, et toujours elle a produit dans
la moelle de nos chiens des lésions de destruction consi-

dérables. Comme elle est toxique, nous l'avons dissoute dans l'alcool, et nous avons employé pour nos expériences la solution suivante : huile de croton 1 centimètre cube dans alcool 49 ^{cc}.

Les auteurs précédemment cités ont étudié l'anatomie pathologique des myélites qui devait prendre un nouvel essor à la suite des travaux de Virchow sur la névroglie et de sa doctrine sur l'inflammation. Aussi devons-nous ajouter à leurs noms ceux du professeur Charcot (1873) et de ses élèves en France, de Frommann et Mannkopf (1864) en Allemagne ; celui de Lockhardt Clarke en Angleterre. Ces savants ont poussé fort loin l'étude des myélites dont le professeur Leyden (1874) a montré l'unité. La lésion est toujours la même, quoique les localisations de la myélite soient très variables.

Nous prenons un point particulier de l'étude de la méningo-myélite aiguë. Dans le chapitre II nous étudions l'influence que peut exercer cette maladie sur l'exhalation pulmonaire de l'acide carbonique et nous exposons nos observations ; nous n'avons pas cru devoir passer sous silence l'examen des urines et quelques faits de localisation qui feront l'objet du chapitre III et d'un appendice.

La division du sujet est nécessairement factice, puisque nos expériences ont été faites à ces trois points de vue. Aussi, dans le chapitre sur les urines et dans l'appendice sur les localisations dans la moelle lombaire, nous extrairons des observations seulement ce qui a trait à ces questions.

Nous devons indiquer sommairement le procédé de dosage de l'acide carbonique que nous avons employé. Ce procédé, dû à MM. Gréhant et Quinquaud (1), qui a

____

(1) Gréhant et Quinquaud. *Recherches de physiologie pathologi-*

l'avantage d'être simple, est décrit minutieusement dans la thèse du docteur Butte.

On remplit à l'aide d'un soufflet un ballon de caoutchouc d'une quantité d'air connue que l'on fait passer au préalable par un petit compteur à gaz. Un second ballon en caoutchouc dans lequel on a fait le vide est destiné à recueillir l'air expiré. Ces ballons, munis de robinets à trois voies, sont mis en communication par des tubes de caoutchouc avec deux flacons (soupape à eau de Muller) réunis par un tube de verre en T dont la branche verticale s'adapte à une muselière en caoutchouc.

L'animal que l'on fait respirer inspire l'air du ballon plein et chasse l'air expiré dans le ballon vide.

En effet, l'air passe du ballon plein dans la première soupape à eau de Muller; pour cela, il descend dans un tube de verre qui plonge dans l'eau, traverse cette eau et s'échappe à la partie supérieure du flacon, par un second tube de verre communiquant avec la branche horizontale du tube en T.

L'air expiré passe par le tube en T et se rend dans un second flacon dont la soupape à eau est disposée inversement à la précédente; en effet, la branche horizontale du T communique avec un tube de verre qui plonge dans l'eau du second flacon. L'air expiré traverse l'eau et s'échappe à la partie supérieure du flacon par un tube de verre qui communique avec le ballon vide.

L'air circule toujours dans le même sens, grâce aux soupapes à eau et il va du ballon plein vers le ballon vide en passant par les poumons de l'animal.

Il suffit, pour recueillir l'acide carbonique, de faire

---

que sur la respiration. Comptes rendus de l'Académie des sciences. Mai, 1882.

passer l'air expiré par une série de flacons contenant de l'acide sulfurique qui retient la vapeur d'eau et de la potasse caustique. Une trompe à eau fait l'aspiration. On pèse les 2 flacons barboteurs contenant la potasse ainsi qu'un 3ᵉ flacon d'acide sulfurique qui a retenu la vapeur d'eau entraînée hors des flacons de potasse.

La différence de poids avant et après barbottage indique le poids d'acide carbonique combiné à la potasse caustique. Nous nous sommes servi pour les pesées d'une grande balance Deleuil sensible au demi-centigramme.

Les dosages d'urée ont été faits également avec l'uréomètre du Dʳ Quinquaud, et les pressions artérielles inscrites sur l'appareil enregistreur de Marey au moyen d'un petit manomètre très simplifié par le Dʳ Quinquaud et que nous décrirons ici.

Ce petit manomètre se compose d'un flacon d'une capacité de 50 c. cub. environ, fermé par un bouchon de caoutchouc.

On le remplit à moitié de mercure, puis de la solution de bi-carbonate de soude destinée à empêcher la coagulation du sang.

Par le bouchon de caoutchouc passe un tube de verre d'une longueur de 20 centimètres qui plonge dans le mercure et dont l'extrémité supérieure présente un orifice étroit.

Dans ce tube de verre est un léger flotteur renflé dans sa partie inférieure qui repose sur le mercure, et effilé à sa partie supérieure qui sort par l'orifice étroit du tube de verre. Avec un peu de cire on colle sur l'extrémité supérieure du flotteur une paille qui inscrira sur l'appareil enregistreur les oscillations du flotteur. Cette paille est appliquée contre l'appareil enregistreur par un fil à plomb.

Ce petit manomètre communique par un tube de verre

coudé qui traverse le bouchon de caoutchouc avec le tube de caoutchouc et la canule introduite dans l'artère. Les tubes sont remplis de la solution de bi-carbonate de soude et la pression se transmet à travers ce liquide au mercure du flacon qui monte dans le tube vertical et soulève le flotteur.

Le manuel opératoire est fort simple. On introduit dans l'artère fémorale du chien mis en expérience, une canule métallique munie d'un tube de caoutchouc fermé par une baguette de verre. On lie solidement l'artère sur la canule. Ceci fait, on prend le tube de caoutchouc qui est en communication avec le tube recourbé du manomètre et on l'abaisse jusqu'au niveau de la canule. On fait marcher l'appareil enregistreur et la ligne qu'on obtient sur le tracé indique le O. On enlève le bâton de verre qui ferme la canule en introduisant à sa place le petit tube de verre qui garnit l'extrémité du long tube de caoutchouc du manomètre. La pression artérielle fait alors monter le flotteur qui inscrit les pulsations artérielles sur l'appareil enregistreur. La distance du O au nouveau tracé donne la hauteur de la colonne de mercure. En prenant le sommet des pulsations on a la pression maxima ; en prenant leur extrémité inférieure on a la pression constante.

CHAPITRE II.

Exhalation pulmonaire de l'acide carbonique dans la méningo-myélite expérimentale.

Les nombreuses recherches entreprises par MM. Gréhant et Quinquaud sur la physiologie pathologique de la respiration, ont montré que l'acide carbonique diminue dans les lésions broncho-pulmonaires ou pleurales, chez les animaux mis en expérience, comme chez les malades. Peu de recherches ont porté sur l'influence exercée par le système nerveux sur l'exhalation pulmonaire de l'acide carbonique. Gréhant (1) sectionne sur un chien le nerf pneumo-gastrique, sans que l'exhalation du gaz carbonique soit modifiée ; six mois après, il sectionne le second pneumo-gastrique, et il voit la durée de l'expérience augmenter ; c'est-à-dire que, pour respirer 50 litres d'air, le chien mettait 14 minutes au lieu de 8. Pour le docteur Butte (2), la section simultanée des deux pneumo-gastriques détermine une diminution dans l'exhalation pulmonaire, en rapport avec l'étendue et la gravité des lésions des poumons.

Les premiers, MM. Gréhant et Quinquaud (3) recher-

---

(1) Gréhant. Comptes rendus de la Soc. de Biologie, 31 mars 1882.
(2) Butte. *Recherches sur les variations de l'exhalation pulm. de l'acide carbonique.* Th. Paris, 1883.
(3) Gréhant et Quinquaud. Comptes rendus de la Société de Biologie, 29 juillet 1882.

chent l'influence exercée sur l'exhalation pulmonaire par la moelle cervicale.

Ils sectionnent la moelle d'un chien entre la 6e et la 5e vertèbres cervicales, la température subit un abaissement continu. — Les animaux à sang chaud sont transformés en animaux à sang froid après la section de la moelle cervicale. (Cl. Bernard.)

        1/2 heure après la lésion, le chien a 39° au lieu de 40°.
          1 heure   —   —   28°,5   —
         21 heures   —   —   25°   —

L'abaissement de la température est en rapport avec la diminution de l'acide carbonique. Après la section de la moelle, le chien exhale 1 gr. 73 d'acide carbonique en $12^m,45^s$, dans 50 litres d'air, au lieu de $2^{gr},47$ en $11^m,30^s$. 21 heures après, il exhale $0^{gr},82$ d'acide carbonique en 31 minutes. Il aurait donc, en bon état de santé, exhalé $6^{gr},07$ en 31 minutes.

La production de l'acide carbonique dans tout l'organisme diminue considérablement, ajoutent les auteurs que nous citons ; car on doit admettre qu'elle est à peu près égale à celle qui est exhalée dans les poumons.

Nous voyons, par les expériences suivantes, quelles sont les variations de la quantité de gaz carbonique dans la méningo-myélite expérimentale, suivant que la moelle est détruite dans une grande étendue, et que la myélite est diffuse ; ou suivant que la lésion est restée limitée.

Expérience I.

Chienne jaune. Pesant 7 kilog.

Injection de liqueur de Fowler dans la moelle au niveau de la 1re vertèbre lombaire. — Guérison. — L'exhalation de l'acide carbonique a augmenté.

5 *janvier*. La chienne met 5′ 25″ pour respirer 25 litres d'air en faisant 22 mouvements respiratoires doubles par minute. L'acide carbonique exhalé dans ces 25 litres pèse 1 gr. 18.

Deux autres pesées faites le 4 et le 6 janvier prouvent que nous avons la normale.

Les *urines*, fortement acides, ont une densité de 1022.

La température rectale est de 39°,2.

6 *janvier* à 11 h. Chloroformisation de la chienne. Incision de la peau pour découvrir l'apophyse épineuse de la 1rd vertèbre lombaire, puis ponction avec le trocart capillaire en suivant exactement le bord supérieur de l'apophyse.

Injection par la canule de XII gouttes de liqueur de Fowler. T. R. 38°.

Au moment où la pointe du trocart pénètre dans le canal rachidien, l'animal manifeste sa douleur par des cris et quelques contractions musculaires.

Après l'injection, les pattes postérieures de la chienne sont contractées et étendues l'une contre l'autre pendant 5 à 6 minutes.

Mis à terre, l'animal tremble et reste accroupi, les pattes postérieures fléchies sous lui.

De temps en temps les pattes postérieures s'étendent convulsivement.

11 *h.* 1/2. La chienne est toujours sous l'influence du chloroforme.

7 *janvier*. Les parties situées en arrière de la lésion sont paralysées.

La cage thoracique est dilatée par suite de la paralysie des muscles abdominaux.

Paraplégie et anesthésie des pattes postérieures. La démarche de l'animal est particulière : les flancs oscillent à droite et à gauche, et les pattes postérieures restent étendues, les phalanges reposant à terre par leur face dorsale.

On constate que les réflexes sont exagérés en percutant le tendon rotulien. La queue conserve ses mouvements et sa sensibilité.

T. R. 38°,8.

25 litres d'air circulent à travers les poumons en 4' 30". On compte 11 respirations par minute.

L'acide carbonique exhalé pèse 1 gr. 82.

8 janvier. Les pattes antérieures ne présentent rien d'anormal. T. R. 38°,8.

Les urines sont acides et claires.

25 litres d'air enlèvent 1 gr. 73 d'acide carbonique en 6' 35". On note 11 respirations par minute.

9 janvier. La miction et la défécation ont été régulières depuis la production de la lésion.

La sensibilité redevient normale dans les pattes postérieures. La paraplégie est toujours aussi marquée. T. R. 39°,5. 17 respirations par minute. La chienne respire 25 litres d air en 5' et exhale 1 gr. 86 d'acide carbonique.

10 janvier. T. R. 39°,1. — 11 respirations par minute : 25 litres d'air ont enlevé 1 gr. 56 d'acide carbonique en 6' 50" La chienne se soutient un peu sur les pattes postérieures qu'elle soulève en contractant avec force les muscles dorsolombaires.

12 janvier. La chienne est en voie de guérison. Elle peut marcher et courir, mais elle tombe souvent sur les genoux.

La sensibilité est normale.

T. R. 39°,6. — 16 respirations par minute. 25 litres enlèvent 1 gr. 37 d'acide carbonique en 5'.

16 janvier. La chienne ne présente plus comme symptôme de la lésion médullaire qu'une très légère parésie des pattes postérieures. T. R. 39°,1. 16 respirations par minute. 25 litres d'air enlèvent 1 gr. 34 d'acide carbonique en 6'.

L'exhalation de l'acide carbonique est redevenue normale.

La douleur ressentie par l'animal quand la pointe de notre trocart est venue toucher les méninges rachidiennes et les cordons post. semble un fait singulier de prime-abord, puisque l'animal était sous l'influence du chloroforme à la période de résolution musculaire et que l'anesthésie cutanée était absolue.

C'est que la sensibilité n'est pas la même partout. Elle est beaucoup plus vive près du point d'origine que vers la terminaison du nerf, et chez les animaux anesthésiés la sensibilité disparaît d'abord dans les racines antérieures, puis à la périphérie et en dernier lieu dans les racines postérieures. (Cl. Bernard.) (1).

Nous relevons également dans cette observation intéressante le retour de la sensibilité précédant celui de la motilité.

Et enfin la guérison dix jours après la lésion expérimentale de la moelle.

Ce dernier fait concorde avec l'opinion des physiologistes sur les myélites expérimentales. Le professeur Vulpian insiste sur la difficulté à déterminer chez les animaux des myélites durables et progressives ; il montre que ces myélites ont une singulière tendance à la guérison spontanée et plus ou moins rapide. En injectant sur deux chiens une goutte de solution concentrée de nitrate d'argent dans l'épaisseur de la moelle dorsolombaire mise à découvert, les animaux paraplégiés ont recouvré peu à peu les mouvements des membres postérieurs. « La pathologie expérimentale ne peut pas créer à volonté de véritables maladies. » (Vulpian.) (2).

N'ayant pas réussi à produire de myélite diffuse avec la liqueur de Fowler, nous avons injecté sur la même chienne quelques gouttes d'une solution d'huile de croton (H. de croton, 1ᶜᶜ dans alcool 49ᶜᶜ).

---

(1) Cl. Bernard. *Leçons de pathologie expérimentale,* 1872· p. 181.
(2) Vulpian.[*Op. cit.* p. 152.

*Injection de VI gouttes d'une solution d'huile de croton
dans la moelle au niveau de la 3ᵉ vertèbre lombaire. Méningo-myélite diffuse. Mort. L'exhalation de l'acide carbonique a diminué.*

17 janvier. La température rectale est à 39°,2. 250ᶜᶜ d'urine
en 24 heures. Les urines sont très acides. D. 1022 contiennent
14 gr. d'urée pour 500ᶜᶜ. La chienne respire 25 litres d'air en
5′ 30″, et exhale 1 gr. 15 d'acide carbonique. Elle fait 20 mouvements respiratoires doubles par minute.

10 h. 40. Piqûre à travers la peau avec le trocart explorateur dirigé le long du bord supérieur de la 3ᵉ vertèbre lombaire.

Cris et contractions musculaires. La température a baissé de
6 dixièmes 38°,4.

Injection par la canule du trocart de VI gouttes d'une solution alcoolique d'huile de croton 1/49.

L'animal se raidit. Il présente de nouveau de la paraplégie
et de l'anesthésie des pattes postérieures. T. R. 39°. Dilatation
de l'anus.

Les réflexes sont conservés ainsi que les mouvements de la
queue.

18 janvier. La chienne tremble et reste couchée. Les pattes
postérieures sont fléchies sur les cuisses, et les cuisses sur le
bassin; quand on les étend elles reprennent cette même position. Les réflexes ont entièrement disparu.

La queue est paralysée, on n'y observe plus trace de sensibilité. La patte antérieure gauche est étendue, la droite est
légèrement rétractée, et les phalanges sont fléchies.

Il existe en même temps une zone hyperesthésique très étendue : toutes les parties situées au-dessus de la lésion sont le
point de départ de vives douleurs. L'animal crie au moindre
attouchement.

Les parties hyperesthésiées sont le dos, les oreilles et les
pattes antérieures par ordre décroissant de sensibilité.

L'anus béant laisse voir la muqueuse rectale qui est d'un
rouge vif.

Le sphincter ne se contracte pas quand on introduit le thermomètre.

Planche I.

EXPÉRIENCE 1. — *Fig.* 1. Température rectale *après l'injection de liqueur de Fowler* dans l'épaisseur de la moelle. Le 1er jour, 39° 2 est la température normale et 38° la température prise aussitôt après la lésion.

Fig. 2. Le tracé indique l'accroissement de poids de l'acide carbonique. 1 gr. 18 est le poids normal, il est de 1 gr. 82 lo second jour.
La ligne pointillée représente le temps mis par l'animal pour respirer 25 litres d'air, soit 5m 25s avant la lésion.

Fig. 3. Temp. rectale *après l'injection d'huile de croton* dans la moelle. Le 1er jour la température est 29° 2, puis 38° 4 après la piqûre de la moelle et 39° après l'injection.

Fig. 4. Le poids de l'acide carbonique est de 1 gr. 05, le second jour il est de 1 gr. 53. Il diminue ensuite comme le montre la ligne pointillée.
En effet, l'animal pour respirer 25 litres d'air met 12m 25s le quatrième jour au ieu de 5m 30'.

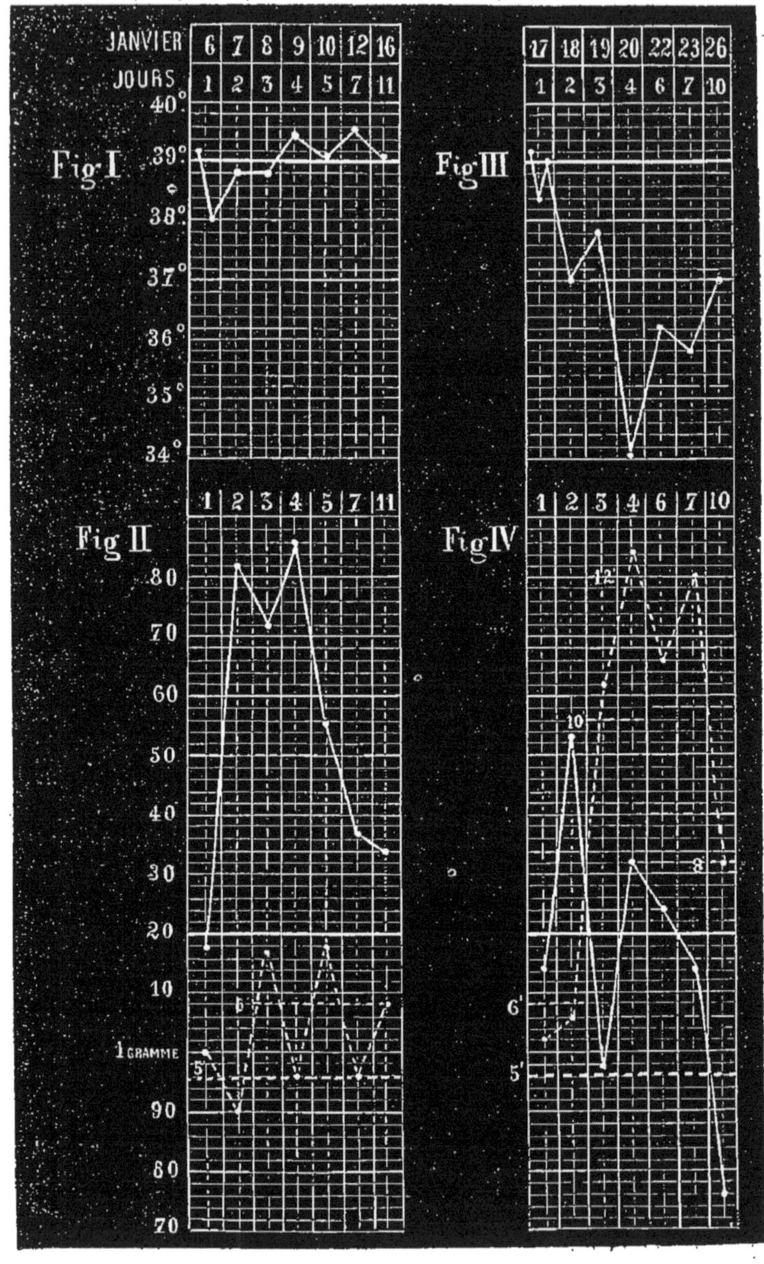
JANVIER
JOURS
6 7 8 9 10 12 16
1 2 3 4 5 7 11
40°
39°
38°
37°
36°
35°
34°
Fig I
17 18 19 20 22 23 26
1 2 3 4 6 7 10
Fig III
1 2 3 4 5 7 11
80
70
60
50
40
30
20
10
1 GRAMME
90
60
70
Fig II
1 2 3 4 6 7 10
Fig IV
6'
5'

En pressant la vessie à travers les parois abdominales, on recueille 50ᶜᶜ d'une *urine* jaune pâle ne contenant ni sucre, ni albumine, de réaction faiblement acide et laissant sur le papier de tournesol rouge un dépôt de coloration blanc sale qui peut un moment induire en erreur et faire croire à la réaction alcaline.

13 respirations par minute. L'acide carbonique enlevé en 5′ 50″ par 25 litres d'air pèse 1 gr. 53.

19 *janvier*. 200ᶜᶜ d'*urine* colorée à odeur ammoniacale, très acide. D. 1045. Ni sucre, ni albumine. T. R. 37°,8.

12 respirations par minute. 0 gr. 98 d'acide carbonique exhalé en 10′ 30″ pour 25 litres d'air.

20 *janvier*. T. R. 34°. 9 respirations par minute. 25 litres d'air circulent en 12′ 25″.

L'acide carbonique pèse 1 gr. 32.

En pressant sur la vessie, on obtient 250ᶜᶜ d'urine fétide, très acide. D. 1045. Ni sucre, ni albumine.

Au niveau de la 3ᵉ vertèbre lombaire, tumeur formée par un abcès volumineux qui est ouvert avec le bistouri.

21 *janvier*. 200ᶜᶜ d'urine fétide et acide. D. 1043. Ni sucre, ni albumine.

Amaigrissement considérable des muscles de la cuisse et du bassin. On voit se dessiner les saillies de l'os coxal.

Contractions fibrillaires continuelles dans les muscles de la nuque et dans les pattes antérieures. T. R. 35°.

La chienne boit beaucoup et mange avec voracité.

22 *janvier*. T. R. 36°,3. 230ᶜᶜ d'urine acide. D. 1040. 16 grammes d'urée pour 500ᶜᶜ. 12 respirations par minute. Les respirations sont régulières.

25 litres circulent à travers les poumons en 10′ 50″ et enlèvent 1 gr. 22 d'acide carbonique.

23 *janvier*. 125ᶜᶜ d'urine toujours très acide paraissant en rapport avec l'amaigrissement considérable des membres paralysés.

T. 35°,8. 1 gr. 15 d'acide carbonique exhalé en 12 minutes dans 25 litres d'air.

25 *janvier*. Les membres postérieurs, qui ont toujours été plus froids que les pattes antérieures, sont chauds et couverts de sueur.

Les 2 pattes antérieures sont rétractées ; la gauche est plus fléchie que la droite.

Douleurs spontanées qui arrachent de sourds gémissements à la chienne.

Depuis 5 jours il existe une constipation opiniâtre. — Suppuration toujours abondante.

On recueille 425^{cc} d'urine acide (quantité des 48 h.).

26 *janvier*. T. R. 37°. 11 respirations par minute. — Le temps que la chienne met à respirer 25 litres d'air et à exhaler 0,77 d'acide carbonique est de 8 minutes.

La vessie contient 300^{cc} d'urine *acide* ne renfermant ni sucre ni albumine. D. 1030.

Aphonie.

28 *janvier*. T. 36°,6. 400^{cc} d'urine acide. D. 1030 (pour les 48 h.). A gauche, il existe un œdème inflammatoire très étendu partant de la région de l'abcès pour s'étendre vers la 3e côte gauche.

11 *h*. On tue la chienne par le chloroforme.

NÉCROPSIE *le* 28 *janvier.*—L'abcès de la région lombaire est très étendu ; il présente des clapiers sous les muscles sacrolombaires. Ces clapiers communiquent avec le canal rachidien par 2 orifices situés de chaque côté des lames vertébrales de la 3e vertèbre lombaire au milieu des ligaments jaunes qui unissent la 3e à la 4e lombaire.

Il existe entre les deux apophyses épineuses une fistule qui représente le trajet suivi par le trocart.

La dure-mère est recouverte de membranes verdâtres et purulentes, développées dans la masse cellulo-adipeuse qui recouvre la région postérieure des méninges.

Les méninges sont très injectées.

La moelle forme une bouillie de coloration café au lait dans toute la région lombaire et dans la moitié inférieure de la région dorsale. La partie supérieure de la moelle dorsale présente un piqueté hémorrhagique très intense qui va en s'atténuant vers la moelle cervicale. Cette dernière est saine, ainsi que le bulbe et l'encéphale. — La lésion est diffuse et continue. On constate la présence de nombreux corps granuleux et de petites granulations graisseuses dans la substance nerveuse ramollie.

Les reins sont congestionnés, la vessie est vide. On remarque une vascularisation assez intense de la muqueuse du col.

Accumulation des matières dans le gros intestin.

Cœur rempli de sang noir dans ses deux cavités. Poumons congestionnés.

Rien d'autre à signaler.

Les muscles de la cuisse et les fessiers sont amaigris, plus pâles qu'à l'état normal. Il n'existe ni graisse, ni tissu cellulaire dans leur interstice.

Pour mieux faire ressortir les variations de l'acide carbonique dans les deux parties de cette observation, nous rapporterons le poids de l'acide carbonique réel au poids de l'acide carbonique exhalé en un temps donné.

Cette comparaison nous a permis dans plusieurs de nos expériences de constater l'augmentation ou la diminution de l'acide carbonique, alors que le poids réel de l'acide carbonique et le temps de son élimination dans 25 litres d'air paraissaient à peu de chose près se rapprocher de la normale.

Dans les tableaux qui suivent nous ne pouvons pas tenir compte du volume d'air indiqué du reste par nos tracés.

Après l'injection de liqueur de Fowler dans la moelle, l'acide carbonique a augmenté en très notable proportion. Le chiffre le plus élevé correspond au 2e jour de la lésion expérimentale.

Puis, après d'assez fortes oscillations, l'exhalation de l'acide carbonique est redevenue normale le 11e jour.

DATES.		POIDS DE CO_2 POUR 5 MINUTES.		
6 Janvier.	Normale.	1 gr. 09		
7 —	2e jour.	2 02	soit une augmentation de	+ 0,93
8 —	3e —	1 21	—	+ 0,22
9 —	4e —	1 86	—	+ 0,76
10 —	5e —	1 14	—	+ 0,05
12 —	7e —	1 47	—	+ 0,38
16 —	11e —	1 11	—	+ 0,02

Dans la 2ᵉ partie de notre observation, après l'injection de quelques gouttes de la solution d'huile de croton, l'acide carbonique a diminué rapidement.

Notons toutefois l'augmentation d'acide carbonique le 2ᵉ jour; cette augmentation est moins considérable que celle qui suit l'injection de liqueur de Fowler.

DATES.			POIDS DE CO^2 POUR 5 MINUTES.		
17 Janvier.	Normale.	1 gr.	04		
18 —	2ᵉ jour,	1	39	soit une augmentation de + 0,35
19 —	3ᵉ —	0	46		
20 —	4ᵉ —	0	54		
22 —	6ᵉ —	0	47		
23 —	7ᵉ —	0	48		
26 —	10ᵉ —	0	49		

L'observation suivante est identique à la précédente :

EXPÉRIENCE II.

Chien de berger mâtiné. Poids : 15 kil. 300 gr.

Injection de liqueur de Fowler au niveau de la première vertèbre lombaire. — Hémiparaplégie. — Ataxie. — Guérison. — L'acide carbonique a augmenté.

29 *décembre.* Ce chien met 6 minutes pour respirer 25 litres d'air. Il exhale 1 gr. 97 d'acide carbonique (soit 1 gr. 64 pour 5 minutes). 9 respirations par minute. T. R. 39°,8. Urines légèrement acides.

11 h. 40 m. Incision sur la ligne médiane pour mettre à découvert l'apophyse épineuse de la première vertèbre lombaire. Ponction avec le trocart explorateur le long de cette apophyse et injection de VIII gouttes de liqueur de Fowler.

Douleur très vive. Hémiparaplégie et hyperesthésie de la patte postérieure gauche. T. 39°,9.

30 *décembre.* La patte postérieure gauche est étendue, les phalanges fléchies, le flanc gauche est incliné vers le sol, le

chien tombe en marchant. Quand il est assis, les pattes postérieures sont étendues sous lui entre les deux pattes antérieures. Les réflexes sont exagérés.

Hyperesthésie de la patte gauche et de tout le côté gauche; il crie au plus léger attouchement. La sensibilité semble diminuée par la patte postérieure droite. T. R. 39°,9. 16 respirations par minute. Il respire 25 litres d'air en 3ᵐ,30.

Le poids de l'acide carbonique est de 1 gr. 67 (soit 2 gr. 37 pour 5 minutes).

2 *janvier*. Les urines examinées le 31 décembre, 1ᵉʳ et 2 janvier, ont toujours été acides et ne contenaient ni sucre ni albumine. La miction et la défécation se font régulièrement. La température n'a pas varié: 39°,8. 14 respirations par minute. L'acide carbonique exhalé en 4ᵐ,30 pèse 1 gr. 63, chiffre un peu supérieur à la normale (1 gr. 81 pour 5 minutes).

4 *janvier*. La motilité revient pour la patte postérieure gauche. Le chien a de l'ataxie des mouvements des pattes postérieures. Hyperesthésie de la patte postérieure gauche et des deux pattes antérieures depuis le 3 janvier.

La sensibilité de la patte postérieure droite est normale. Urines acides. T. 39°,6.

18 *janvier*. Après avoir conservé les jours précédents une démarche ataxique, il ne présente plus de symptômes de sa lésion médullaire. 9 respirations par minute. 25 litres d'air circulent en 6 minutes et enlèvent 1 gr. 93 d'acide carbonique. T. 39°,3.

Ce chien a présenté nettement les symptômes des lésions des cordons postérieurs. Brown-Séquard a montré en effet que la section d'un cordon postérieur détermine une vive hyperesthésie du côté lésé.

Cette hyperesthésie, qui est directe dans la région lombaire, devient croisée à la partie supérieure de la région cervicale.

Cl. Bernard (1) explique cette hyperesthésie de la même manière que l'épilepsie spinale.

Dans les sections de la moelle, la motibilité réflexe est

---

1) Cl. Bernard. *Leçons de pathologie expérimentale*. 1872.

exagérée et les facultés sensitives réflexes augmentent. Si la lésion médullaire est incomplète, ajoute-t-il, l'hyperesthésie est perçue ; si la lésion est complète, l'hyperesthésie est non consciente.

Injection de VI gouttes d'une solution d'huile de croton au niveau de la 2ᵉ vertèbre lombaire. — Méningo-myélite diffuse. — Mort le 5ᵉ jour. — L'exhalation de l'acide carbonique a diminué.

19 *janvier.* Le chien respire 25 litres d'air en 5′ 10″ en faisant 10 mouvements respiratoires doubles par minute.

Le poids de l'acide carbonique est de 1 gr. 93.

La température rectale est de 39°,2. Urines acides. D. 1022.

11 h. 10. Ponction au niveau du bord supérieur de la 2ᵉ vertèbre lombaire. Cris et contractions musculaires. T. R. 38°,8.

Injection de VI gouttes de la solution alcoolique d'huile de croton $\frac{1}{15}$ par la canule du trocart. T. 39°,2.

Le chien éprouve une grande lassitude et se couche à tout moment. Quand il marche, il plie difficilement les pattes postérieures et se tient sur l'extrémité des phalanges.

Hyperesthésie des deux pattes postérieures qu'on ne peut toucher sans faire crier l'animal. Exagération des réflexes.

Hoquet pendant 10 minutes.

20 *janvier.* Le chien est couché sur le flanc droit. Les pattes postérieures et la queue sont paralysées et anesthésiées. Le sphincter anal est paralysé. T. 37°,3.

La patte antérieure droite est étendue, contracturée. La gauche est fléchie. Toutes les deux présentent de l'hyperesthésie.

La tête est dans l'extension. Absence complète des réflexes.

En pressant sur l'abdomen, on obtient 110ᶜᶜ d'urine faiblement acide, ne contenant ni sucre ni albumine. D. 1025.

25 litres d'air circulent à travers les poumons en 3′ 40″.

14 respirations par minute. L'acide carbonique pèse 1 gr. 91.

21 *janvier.* T. 37°. 300ᶜᶜ d'urine à odeur ammoniacale. D. 1035, la réaction comme la veille est faiblement acide. Sur le papier de tournesol rouge, il se forme un dépôt grisâtre qui peut faire croire un moment à la réaction alcaline.

Contractions fibrillaires des muscles on paralysés.

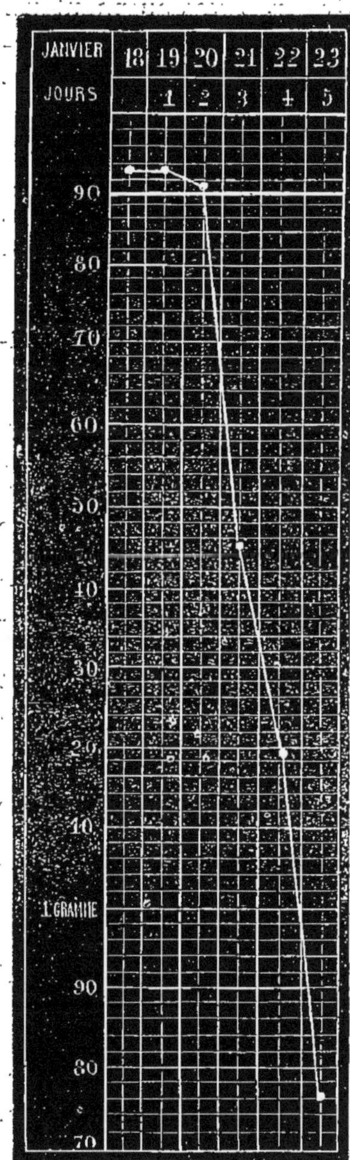

Fig. 1. Poids de l'acide carbonique dans 25 litres d'air. (Obs. II. Inj. d'h. de croton.)

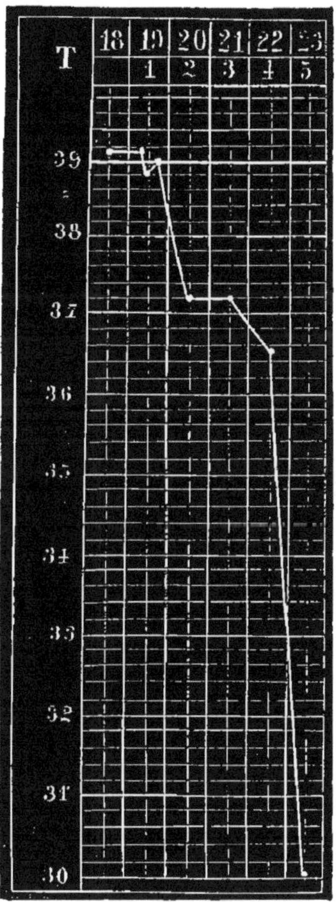

Fig. 2. Température rectale. Obs. II. Inj. d'h. de croton.)

Au niveau de la piqûre on remarque une saillie phlegmoneuse. 16 respirations par minute. 1 gr. 44 d'acide carbonique exhalé en 5' 30" dans 25 litres d'air.

22 janvier. 1 gr. 19 d'acide carbonique pour 4' 30".

14 respirations par minute.

T. R. 35°,5. 260ᶜᶜ d'urine colorée fétide. Réaction neutre. D. 1032.

On ouvre l'abcès de la région lombaire.

23 janvier. Le chien a mangé tous les jours précédents. Douleurs spontanées; le chien crie à chaque mouvement. La patte droite antérieure est restée contracturée; l'amaigrissement des muscles paralysés est moins marqué que pour la chienne de l'observation n° 1. Le chien a mangé les jours précédents. Constipation opiniâtre. 480ᶜᶜ d'urine acide, renfermant 23 grammes d'urée pour 500ᶜᶜ d'urine.

T. R. 30°. 10 respirations par minute. 25 litres d'air circulant à travers les poumons en 7 minutes ont enlevé 76 centigrammes d'acide carbonique.

Décès pendant la nuit du 23 au 24 janvier.

25 janvier. NÉCROPSIE. Raideur cadavérique très intense. L'abcès de la région lombaire contient un demi-litre de pus; cet abcès communique avec le canal rachidien par deux orifices situés dans les ligaments qui unissent la 1ʳᵉ à la 2ᵉ lombaire. Les méninges sont épaissies et recouvertes de néo-membranes développées dans la masse cellulo-adipeuse qui recouvre la face postérieure de la dure-mère. Au niveau de la 2ᵉ lombaire, la moelle présente une cavité remplie d'une substance sanieuse; au-dessous, la moelle présente une coloration chocolat et est complètement diffluente. Toute la moelle lombo-dorsale est altérée. Dans la région cervicale, on remarque une coloration rosée et une diffluence de la corne antérieure droite. Il existe un peu de sérosité louche dans le 4ᵉ ventricule; le bulbe et l'encéphale sont sains. Les méninges, congestionnées, ont une teinte ecchymotique au niveau de la scissure sylvienne gauche. Les nerfs rachidiens de la région lombaire sont amincis et congestionnés. Au microscope, on constate la présence de nombreuses granulations graisseuses et de quelques corps granuleux. (La moelle a été mise dans le bichromate d'ammoniaque 4 0/0.)

La vessie contient 130ᶜᶜ d'urine; sa muqueuse présente un piqueté rouge à la face postérieure. Les reins sont légèrement

congestionnés. L'intestin et l'estomac sont pleins d'aliments.
Le foie et les capsules surrénales sont sains. Le cœur est rempli de sang noir dans ses deux cavités. Les poumons, revenus
sur eux-mêmes, présentent quelques ecchymoses sous-pleurales au niveau du bord postérieur. (Lésions de l'asphyxie.)

Comme dans l'expérience précédente, nous voyons l'acide carbonique augmenter après l'injection de la liqueur de Fowler. Cette augmentation est surtout marquée le deuxième jour.

DATES.		POIDS DE CO_2 POUR 5 MINUTES.		
29 Décemb.	Normale.	1 gr. 64		
30 —	2ᵉ jour.	2 37	soit une augmentation de	+ 0,73
2 Janvier,	5ᵉ —	1 81	—	+ 0,17
18 —	21ᵉ —	1 60		

Après l'injection de quelques gouttes de la solution d'huile de croton, l'acide carbonique a diminué.

DATES.		POIDS DE CO_2 POUR 5 MINUTES.		
19 Janvier.	Normale.	1 gr. 86		
20 —	2ᵉ jour.	2 20	soit une augmentation de	+ 0,34
21 —	3ᵉ —	1 40		
22 —	4ᵉ —	1 19		
23 —	5ᵉ —	0 86		

Le second jour également l'acide carbonique a augmenté pour diminuer ensuite rapidement jusqu'à la mort. L'augmentation d'acide carbonique est moins importante que celle que nous observons après l'injection de liqueur de Fowler.

La liqueur de Fowler et l'huile de croton semblent donc agir différemment.

Ces différences dans l'exhalation de l'acide carbonique tiennent peut-être à la *suppuration abondante* produite sur nos deux chiens par l'huile de croton, parallèlement à la lésion médullaire.

Voici le résultat d'une contre-expérience faite sur *un chien petit terrier*.

Le chien élimine 1 gr. 07 d'acide carbonique en $3^m,30^s$ dans 25 litres d'air. Sa température rectale est de 39°,3. 16 respirations par minute.

27 *février*. Nous injectons III gouttes de la solution alcoolique d'huile de croton 1/49 dans les muscles dorso-lombaires du côté droit et II gouttes dans le tissu cellulaire sous-cutané.

Il faut éviter d'injecter de fortes doses qui sont toxiques ; un de nos chiens a succombé aux suites d'une injection de 1 centimètre cube de cette solution.

28 *février*. La région dorso-lombaire très douloureuse est le siège d'un empâtement étendu. T. R. 39°,3. 18 respirations par minute. 25 litres d'air circulent à travers les poumons en $4^m,20^s$ et enlèvent 0 gr. 86 d'acide carbonique.

29 *février*. L'acide carbonique est de 0 gr. 94 en $4^m,50^s$ et pour le même volume d'air. T. R. 39°,2 et le nombre des respirations 16.

2 *mars*. La diminution de l'acide carbonique *reste constante*. Drainage de l'abcès.

7 *mars*. 18 respirations par minute. 25 litres d'air circulent en $4^m,10$ et enlèvent 1 gr. 05 d'acide carbonique. La T. ·R. est de 41°.

Dates.	Nombre des respirations par minute.	Température rectale.	Poids de CO^2 exhalé dans 25 litres d'air.		Durée de l'expérience.		Poids de CO^2 en 5 minutes.			
27 février. Normale.	16	39°,3	1 gr.	07	3′	30″	1 gr. 52			
28 — 2ᵉ jour.	18	39°,3	0	86	4′	20″	1	»	(— 0 gr.	52)
29 — 3ᵉ jour.	16	39°,2	0	94	4′	50″	1	06	(— 0	46)
7 mars. 10ᵉ jour.	18	41°,	1	05	4′	10″	1	26	(— 0	26)

Nous voyons par ce tableau que le phlegmon ne fait pas varier la température. La température rectale ne s'élève de 1° 7 (41°) qu'après l'ouverture de l'abcès.

Le nombre des respirations augmente de 2 par minute ; le temps que met le chien à respirer 25 litres d'air, devient plus long (50 secondes, 1 minute 20 secondes et 40 secondes de plus), enfin le poids de l'acide carbonique diminue. La diminution de l'acide carbonique est plus considérable au début de la phlegmasie ; elle nous explique les particularités que nous avons notées le second jour après l'injection d'huile de croton dans la moelle des chiens I et II.

Chez la chienne I l'acide carbonique avait augmenté de 35 centigrammes le second jour, tandis que l'augmentation avait été de 93 centigrammes après l'injection de liqueur de Fowler.

Chez le chien II, le second jour, l'acide carbonique avait augmenté de 34 centigrammes et l'injection de liqueur de Fowler avait produit une augmentation de 73 centigrammes.

L'augmentation du poids de l'acide carbonique notée le second jour après les injections d'huile de croton est donc moins marquée que celle qui suit les injections de liqueur de Fowler, et cette différence tient à ce que les injections de liqueur de Fowler ne déterminent pas de suppuration.

Le phlegmon et la suppuration qui font diminuer la quantité d'acide carbonique exercent une influence négligeable sur l'exagération ou la diminution des mouvements respiratoires.

Cette complication entre comme facteur dans la lenteur de la respiration et dans la diminution du poids de l'acide carbonique ; cependant ce facteur est peu important. Dans l'observation n° 1, nous voyons, en effet, que le temps mis par la chienne pour respirer 25 litres d'air, double (12 minutes au lieu de 6 minutes), et] que le poids de l'acide carbonique tombe de 1 gramme 04 cent. à 0 gr. 48 cent.

On peut remarquer la concordance des observations précédentes.

Supprimons le phlegmon sur la chienne I. Pour cela il nous suffit d'ajouter au poids de l'augmentation réelle de l'acide carbonique 0 gramme 35 centigr., le poids de l'acide carbonique resté latent à cause du phlegmon. Nous voyons que le second jour, sur le chien qui a servi à notre expérience, ce poids est de 0 gr. 52. 35 + 52 nous donnent 87 centigrammes pour l'augmentation de l'acide carbonique le second jour. Nous avons obtenu sur la chienne n° 1 une augmentation de 93 centigrammes.

Sur le chien n° 2, en supprimant le phlegmon, nous obtenons 34 + 52 = 86 centigrammes au lieu de 73 centigrammes, chiffre un peu supérieur. Ceci tient à ce que sur le chien II, nous avons produit une lésion moins considérable que sur la chienne n° 1 et comme on se le rappelle, le chien II a présenté une simple monoplégie. Le chiffre de 73 centigrammes est inférieur à celui de 93 centigr. obtenu sur la chienne n° 1.

Nous pouvons donc tirer cette conclusion que l'augmentation de l'acide carbonique produite par la lésion médullaire est en rapport direct avec cette lésion.

Le phlegmon et la suppuration ne nous expliquent pas les résultats si différents que nous avons obtenus d'une part avec la liqueur de Fowler, d'autre part avec l'huile de croton.

L'huile de croton a produit des lésions médullaires très étendues et rapidement mortelles qui ont été celles de la *Méningo-myélite diffuse*; l'acide carbonique diminue par conséquent dans la *Méningo-myélite diffuse*.

A deux reprises la liqueur de Fowler n'a pu produire de lésion durable, et nous avons obtenu la guérison le onzième et le vingtième jour.

Cependant Leyden accorde la préférence à la liqueur de Fowler qui détermine sur les nerfs une inflammation qui se propage au loin ; et en injectant sur des chiens X à XX gouttes de liqueur de Fowler après avoir mis la moelle à nu au niveau de la région dorso-lombaire il produisait des *myélites franches.*

Les résultats que nous avons obtenus avec la liqueur de Fowler et l'huile de croton ne peuvent donc pas être contradictoires. On produit difficilement des myélites avec la liqueur de Fowler ; mais l'existence de ces myélites ne peut être mise en doute. Les obser-vations de Leyden sont concluantes, et sur le chien sui-vant nous avons vu se produire une myélite.

Expérience III.

Jeune chien de berger. Poids : 18 kil.

Injection de X gouttes de liqueur de Fowler au niveau de la 3e vertèbre lombaire. — Méningo-myélite. — Mort le 7e jour, de rupture de la vessie.

5 *février.* T. R. 39°,5. 20 respirations par minute ; 25 litres d'air circulant en 2' 30″ enlèvent 1 gr. 02 d'acide carbonique. 300ᶜᶜ d'urines acides. D. 1010. 13.50 d'urée pour 500ᶜᶜ d'urine.

10 *février.* 9 h. du matin. T. R. 39°,6, 18 respirations par minute ; 25 litres d'air, circulant en 2' 50″, enlèvent 1 gr. 02 d'acide carbonique (soit 1 gr. 08 pour 3 minutes).

10 h. 50. Piqûre avec le trocart capillaire en suivant le bord supérieur de la 3e vertèbre lombaire. Injection de X gouttes de liqueur de Fowler. Cris et contractions musculaires de l'ani mal. La température monte à 40° ; cinq minutes après, à 40°,7 ; un quart d'heure après, à 41°,2. Les respirations deviennent plus fréquentes : 29 par minute ; 25 litres d'air circulent à travers les poumons en 1' 30″ et enlèvent 1 gr. d'acide carbo-nique (soit 1 gr. 98 pour 3 minutes, 90 centigrammes de plus).

Au moment de la piqûre, contractures intermittentes de la

patte antérieure gauche, des pattes postérieures et de la nuque; défécation et émission des urines. Apres avoir introduit le thermomètre dans l'anus, on observe des contractions rhythmiques de l'anus et de la queue. La patte postérieure gauche est paralysée et hypéresthésiée, tandis que la patte droite est légèrement anesthésiée.

Quelques minutes après, la patte postérieure droite devient à son tour hypéresthésique ; la paraplégie des deux pattes postérieures est complète.

La patte antérieure gauche est contracturée ; pendant 10 minutes, le chien présente une turgescence de l'organe pénien.

11 *février*. La paraplégie et l'anesthésie des deux pattes postérieures et de la queue sont complètes. Exagération des réflexes.

350cc d'urine pâle ; densité, 1011. Réaction acide. T. R. 40°.

12 *février*. 200cc d'urine colorée ; densité, 1030. Réaction acide, ni sucre, ni albumine. T. R. 39°,6. 16 respirations par minute. Le chien a **exhalé** 1 gr. 15 d'acide carbonique en 3′ 10″.

13 *février*. 250cc d'urine acide. D. 1036 ; contenant 16 gr. d'urée pour 500cc. T. R. 39°,6. 25 litres d'air ont enlevé 1 gr. 26 d'acide carbonique en 3′ 20″. 16 respirations par minute.

14 *février*. Le chien présente une incontinence des matières fécales; absence totale des réflexes. T. R. 39°,4. Le poids de l'acide carbonique exhalé en 3′ 40″ est de 1 gr. 04 pour 25 litres d'air. 18 respirations par minute.

15 *février*. T. R. 40. La vessie est distendue par l'urine ; en pressant sur l'abdomen, on n'obtient qu'une très faible quantité d'urine, dont la réaction est acide. 18 respirations par minute ; 1 gr. 08 d'acide carbonique pour 3′ 30″ et pour 25 litres d'air.

16 *février*. Le chien n'a pas uriné depuis deux jours. T. R. 38°,6. Les respirations sont superficielles et précipitées ; elles sont au nombre de 32 par minute.

Il manifeste dans tout l'abdomen une douleur excessivement vive, exaspérée par la pression. 25 litres d'air mettent 4 minutes pour circuler à travers les poumons et enlever 0 gr. 66 d'acide carbonique.

Le chien a eu **deux vomissements**.

Mort vers 5 heures de l'après-midi.

17 *février*. Nécropsie. A l'ouverture de l'abdomen, il s'écoule une grande **quantité** d'urine acide, qui s'était épanchée

dans la cavité péritonéale, d'où l'on retire quelques masses de fibrine. La partie latérale gauche de la vessie présente une fente longitudinale de 2 centimètres de longueur, trace de la rupture de la vessie. Cette rupture a été due à la distension de la vessie et non à la formation d'une eschare vésicale. La muqueuse vésicale offre à l'examen une injection veineuse et un piqueté hémorrhagique remarquables.

Les reins sont hydronéphrosés (1er degré) ; à la coupe ils sont pâles et la surface est baignée d'urine acide ; les calices et les uretères sont dilatés.

Les intestins sont vides ; les poumons congestionnés. Le ventricule gauche du cœur contient un caillot fibrineux.

Congestion et ecchymoses multiples des méninges. La subtance grise de la moelle est diffluente, et de coloration café au lait. Cette coloration s'étend jusque vers la 5e vertèbre dorsale, mais en restant limitée au cordon postérieur gauche et à la périphérie du cordon latéral du même côté.

Dans la région lombaire, la lésion est restée centrale ; la substance blanche périphérique ne présente que le piqueté hémorrhagique. Il existe dans la bouillie médullaire des corps granuleux, volumineux et très abondants.

Ce chien était au début d'une méningo-myélite diffuse quand il est mort de péritonite par rupture de la vessie: La rupture de la vessie est due à ce fait que le chien mâle, à cause de la conformation de son urèthre, urine très difficilement par regorgement.

On peut voir sur le tableau suivant que dans la péritonite la fréquence des mouvements respiratoires est considérable ; que les respirations deviennent très superficielles et que l'acide carbonique diminue.

Dates.	Température rectale.	Nombre des respirations par minute.	Durée de l'expérience.	Poids de CO_2.	CO_2 éliminé en cinq minutes.
10 fév. Normale.	39°,9	18	2′ 50″	1 gr. 02	1 gr. 80
1/4 d'heure apr. l'inject.	41°,2	29	1′ 30″	1 »	3 33 (Aug. de 1 gr. 53
12 — 3ᵉ jour.	39°,6	16	3′ 10″	1 15	1 gr. 80
13 — 4° —	39°,6	16	3′ 20″	1 26	1 90
14 — 5° — Abolition des réfl.)	39°,4	18	3′ 40″	1 04	1 41 (Dimin. de 0 gr. 24)
15 fév. 6° jour.	40°,	18	3′ 30″	1 08	1 gr. 54 (Dimin. de 0 gr. 17)
16 — 7° — (Péritonite).	38°,6	32	4′	0 66	0 gr. 82 (Dimin. de 0 gr. 98)

Nous voyons par ce tableau que la quantité d'acide carbonique augmente immédiatement après la lésion de la moelle. Cette quantité est plus considérable que celle que nous avons notée le second jour après la lésion, dans nos expériences précédentes. L'acide carbonique revient ensuite à la normale après quelques oscillations. Le 5° jour, remarquons la coïncidence de l'abolition des réflexes qui est un symptôme de l'extension de la lésion, avec la diminution de l'acide carbonique. Cette relation entre deux symptômes de la méningo-myélite diffuse n'a pas existé sur les autres chiens en expérience.

L'accroissement des mouvements respiratoires est ici de 11 par minute, et l'augmentation de l'acide carbonique de 1 gr. 53ᶜ dans le temps, car 25 litres d'air enlèvent à peu près la même quantité d'acide carbonique, mais ils circulent avec une grande rapidité.

L'exagération de la respiration avec augmentation d'acide carbonique est un fait constant après la lésion de la moelle, comme on peut le voir par l'observation suivante :

Expérience IV.

Chien noir, poil ras. Poids : 10 kilogrammes.

Injection de II gouttes d'une solution d'huile de croton, au niveau de la première lombaire. Mort 12 heures après par hémorrhagie méningée. L'exhalation de l'acide carbonique a augmenté.

Les pesées d'acide carbonique faites le 30 janvier donnent, sur 25 litres d'air, 0 gr. 90 pour 4^m,15·, et le 3 février, 0 gr. 91 pour le même temps. Le chien a fait 18 mouvements respiratoires doubles par minute. T. R. 39°,2.

3 *février*. 10 h. 50. Ponction avec le trocart au niveau du bord supérieur de la première vertèbre lombaire ; injection par la canule de II gouttes de la solution alcoolique d'huile de croton 1/49. La T. baisse de 3/10 (38°,9). Les respirations ont augmenté de fréquence ; on en compte 24 par minute. 25 litres d'air ne mettent plus que 3 minutes pour circuler dans les poumons. Le chien a exhalé 1 gr. 02 d'acide carbonique.

Il existe une salivation très abondante. Paraplégie et hyperesthésie des pattes postérieures ; secousses de contracture par intervalles. Le chien tombe assis, les deux pattes postérieures étendues sous lui. Exagération des réflexes ; vive agitation ; mort 12 heures après.

4 *février*. NÉCROPSIE. Hémorrhagie étendue dans la rate ; les autres viscères sont sains, à l'exception de l'estomac et des poumons qui sont congestionnés. Les cavités cardiaques sont pleines de sang noir et fluide.

Moelle. Le trocart a perforé la dure-mère un peu à gauche de la ligne médiane, pour ressortir en traversant la veine spinale antérieure. Hémorrhagie abondante, qui s'est fait jour dans le canal de l'épendyme, et s'est étendue en fusant dans la pie-mère qui recouvre la face antérieure de la moelle sur une surface de deux centimètres environ. Quelques ecchymoses à la surface des méninges de la région dorso-lombaire. Le reste de la moelle et l'encéphale sont sains.

On voit que l'augmentation d'acide carbonique est

importante ; elle s'élève de 1 gr. 07ᵉ à 1 gr. 70ᵉ en 5 minutes.

Nos observations montrent que cette augmentation est plus considérable dès le début de la lésion médullaire et qu'elle existe après les injections de liqueur de Fowler et celles d'huile de croton, comme nous l'avons noté, immédiatement après la lésion dans l'expérience IV, et le second jour dans les expériences I et II.

L'unité de nos observations existe donc, et les résultats qui ont paru contradictoires à la suite des injections de liqueur de Fowler et d'huile de croton, nous permettent de conclure qu'il y a *deux périodes* dans l'exhalation pulmonaire de l'acide carbonique à la suite des lésions médullaires que nous produisons.

La première est *une période d'excitation*. L'activité respiratoire augmente ; les mouvements respiratoires deviennent plus fréquents, et la quantité de l'acide carbonique éliminé en un temps donné devient beaucoup plus considérable qu'à l'état physiologique.

On peut noter pendant cette période divers symptômes. Les chiens ont, au début de la lésion, une salivation très abondante. La température reste à peu près stationnaire ou augmente légèrement. (Dans l'expérience n° III, la température a augmenté immédiatement après la lésion par suite des phénomènes méningés et des contractions généralisées qui sont survenues.)

Les mouvements réflexes sont exagérés, etc.

La période d'excitation peut être fort longue (voir l'observation X) et suivie d'un retour plus ou moins rapide à l'état normal, ce qui permet d'affirmer la guérison.

La période d'excitation, longue après les injections de

liqueur de Fowler, ne dure que 1 ou 2 jours après les injections d'huile de croton qui est caustique et amène rapidement une destruction étendue de la moelle.

Cette destruction de la moelle est caractérisée par une seconde période, *la période de dépression.*

L'activité respiratoire diminue : L'exhalation pulmonaire de l'acide carbonique décroît jusqu'à la mort. On note en même temps un abaissement considérable de la température, l'abolition des réflexes, etc.

Cette période a toujours été fort nette dans toutes nos observations. Nous la retrouvons également chez le lapin, qui fait le sujet de l'expérience V.

EXPÉRIENCE V.

Lapin blanc, femelle. Poids : 2 kilog.

Injection de III gouttes de la solution d'huile de croton, au niveau du bord inférieur de la 12e vertèbre dorsale. Mort le quatrième jour. — Diminution dans l'exhalation de l'acide carbonique.

11 *janvier.* 245cc d'urine fortement alcaline pour les 24 h. D. 1010, contenant 3 gr. d'urée pour 250cc d'urine.

20 litres d'air circulent en 30′ 5″. Le lapin fait 54 respirations par minute, et exhale 0 gr. 79 d'acide carbonique. T. R. 37°,3.

10 h. 40. Piqûre de la moelle au niveau du bord inférieur de la 12e vertèbre dorsale. T. R. 35°,4. Injection de III gouttes de la solution alcoolique d'huile de croton. T. R. 38°,6. — 88 respirations par minute. La patte postérieure gauche est nettement parésiée; quand on presse légèrement sur cette patte, l'animal crie. Les autres pattes ne sont pas hyperesthésiées. Il existe de l'exagération des réflexes à gauche. Quand le lapin marche, il tombe sur le flanc gauche.

10 h. 45. Chute sur le flanc droit; la patte postérieure droite

se paralyse; elle est devenue hyperesthésique. Les réflexes sont exagérés à droite.

10 *h.* 55. La paraplégie s'accentue; la patte postérieure gauche est anesthésiée; on l'écrase sans que l'animal témoigne de la douleur ou cherche à s'enfuir.

11 *h.* 10. La patte postérieure droite est devenue complètement paralysée et anesthésiée. Les deux membres postérieurs ont donc présenté successivement les mêmes phénomènes de parésie et d'hyperesthésie, puis de paralysie et d'anesthésie. La queue est relevée ; les réflexes sont exagérés. T. R. 34°,2.

12 *janvier.* T. R. 37°4 (oreilles froides). Rétention d'urine. En faisant pisser le lapin, on recueille 70cc d'urine alcaline, contenant 2 gr. 50 d'urée pour 250cc. — Ni sucre, ni albumine Le lapin a mangé. — 52 respirations par minute; 20 litres d'air circulent en 35′30″, et enlèvent 0 gr. 72 d'acide carbonique. Masses fécales très volumineuses, sortant du rectum par suite d'une accumulation de matières.

13 *janvier.* 230cc d'urine rougeâtre et claire, alcaline, contenant 4 grammes d'urée pour 250cc. — Abolition des réflexes. La vessie et l'intestin sont complètement paralysés.

14 *janvier.* 100cc d'urine légèrement alcaline. 36 respirations par minute; 20 litres d'air circulent en 1 h. 17′ 40″. Poids de l'acide carbonique : 0 gr. 58. T. R 24°.

Le lapin reste couché, immobile et gâteux. La tête, étendue, est secouée par un tremblement latéral. Mort dans la nuit.

15 *janvier.* NÉCROPSIE. L'estomac est rempli d'aliments ; sa muqueuse présente, sur les faces antérieure et postérieure, des ecchymoses papuleuses au nombre de 20 environ. Les intestins sont remplis d'aliments, A la partie inférieure, traces d'inflammation : plaques rouges, avec points blanchâtres dus à une infiltration de pus. Cette inflammation a été provoquée par l'accumulation des matières. Vésicule biliaire pleine. Foie, rate, capsules surrénales, reins normaux. La vessie est vide, et ses vaisseaux distendus ; quelques ecchymoses siègent à sa partie supérieure et au niveau du bas-fond. Cœur rempli de sang noir. Ecchymose à la base du poumon gauche. Encéphale sain, méninges congestionnés. Bulbe normal. La pie-mère est injectée au niveau du 4e ventricule.

Moelle. Elle est totalement diffluente, depuis la 11e dorsale jusqu'à la 5e lombaire. Elle présente une coloration jaune-ocre uniforme. Au-dessous de la 5e lombaire, elle a repris sa coloration blanche; diffluence. Au-dessus de la 11e dorsale, la diffluence va en diminuant ; la coloration redevient blanche, parsemée de petites ecchymoses punctiformes. Ecchymoses sous la pie-mère, au niveau de la lésion et à l'extrémité inférieure de la moelle. Présence de nombreux corps granuleux.

A la fin de la période de dépression, on voit l'animal tomber dans un état de cachexie spinale. Les muscles paralysés deviennent très amaigris, s'atrophient. Les muscles non paralysés présentent des contractions fibrillaires incessantes. L'animal, incapable de mouvements, devient gâteux et aphone. Il existe des douleurs spontanées et une hypothermie considérable. La mort arrive par asphyxie comme le montre l'autopsie. Sur le chien III, la mort a été causée par la rupture de la vessie et l'épanchement de l'urine dans la cavité péritonéale.

Les morts rapides sont dues à des *hémorrhagies méningées;* l'expérience suivante en est une preuve.

EXPÉRIENCE VI.

Vieil épagneul noir. Poids : 14 k. 200.

Injection de II gouttes de la solution d'huile de coton (1re lombaire). — Augmentation du poids d'acide carbonique. — Mort par hémorrhagie méningée, quatre heures après la lésion de la moelle.

21 *février.* 9 respirations par minute ; 25 litres d'air enlèvent 1 gr. 45 d'acide carbonique en 12′ 10″ (soit 1 gr. 20 pour 10 min. T. R. 39°.

Piqûre au niveau du bord supérieur de la première lombaire. Injection par la canule de II gouttes de la solution d'huile de coton. T. R. 38°,4 ; 12 respirations par minute. 25 litres d'air enlèvent 1 gr. 32 d'acide carbonique en 9 minutes, soit 1 gr. 46 pour 10 minutes, c'est-à-dire 0 gr. 26 en plus.

Paraplégie et hyperesthésie des membres postérieurs. Con-
vulsion. Mort à 2 h. 30.

23 *février*. NÉCROPSIE. Hémorrhagie méningée. Le sang non
coagulé, infiltré sous les méninges rachidiennes distendues,
forme une nappe noirâtre à la surface de toute la moelle
lombo-dorsale. On voit, très nettement, les piqûres produites
par le trocart, sur la ligne médiane. L'hémorrhagie a fait irrup-
tion dans le canal de l'épendyme.

Ces hémorrhagies méningées se sont produites chaque
fois que nous avons piqué la moelle sur la ligne médiane,
parce que la pointe de notre trocart a ouvert les veines
spinales antérieures.

En même temps que nous relevions avec soin l'état
de la température rectale et les quantités d'acide carbonique exhalé, il nous a paru intéressant de prendre
quelques tracés de la pression artérielle.

L'expérience suivante, prise surtout au point de vue
de la qualité des urines et qui nous a présenté un fait
curieux de localisation, prouve qu'à la fin de la période
de dépression la pression artérielle diminue d'une façon
considérable comme on pouvait le prévoir.

EXPÉRIENCE VII.

Chienne à poil ras. Poids : 10 kilog.

*Injection de XV gouttes de la liqueur de Fowler au niveau
de la 3ᵉ vertèbre lombaire. — Paralysie du sphincter anal.
— Urines. — Pression artérielle. — Mort 26 heures après
l'injection.*

17 *février*. T. R. 39°,3. La pression, prise dans l'artère crurale droite est de 12ᶜ,7, et monte jusqu'à 14ᶜ,9. La chienne a
été mise à jeun depuis 24 heures. Les urines sont acides,
d'une belle coloration jaune rouge et contiennent 13 gr. 50
d'urée pour 500ᶜᶜ.

20 respirations par minute ; 25 litres d'air circulent à travers les poumons en 4' 40", et enlèvent 1 gr. 11 d'acide carbonique (1 gr. 20 pour 5 minutes).

18 *février*. T. R. 39°,3. 22 respirations par minute ; 0 gr. 99 d'acide carbonique sont enlevés par 25 litres d'air circulant en 4' 10" (1 gr. 20 pour 5 minutes).

10 h. 35. Piqûre au niveau du bord supérieur de la 3° vertèbre lombaire. Injection par la canule de XV gouttes de liqueur de Fowler. T. R. 38°,6. Défécation et émission d'urine. On remarque, en introduisant le thermomètre, que le sphincter anal est complètement dilaté et ne présente plus de mouvements réflexes. En même temps, il existe de la contracture généralisée aux pattes et à la nuque, ayant débuté par les muscles de la queue qui est redressée.

1 heure après, on compte 32 respirations au lieu de 22, par minute. 25 litres d'air circulent en 3' 10" (1 minute de moins), et enlèvent 1 gr. d'acide carbonique (soit une augmentation de 0 gr. 36 en 5 minutes).

La chienne vomit ; les pattes postérieures sont anesthésiées et on y constate l'absence de réflexes.

19 *février*. La chienne a été mise à jeun pendant 24 heures ; les urines sont jaune-pâle ; elles laissent, sur le papier de tournesol rouge, un dépôt qui peut faire croire à la réaction alcaline. La teinture de tournesol et le papier bleu montrent qu'elles sont cependant nettement acides. 19 gr. d'urée pour 500cc ; ni sucre, ni albumine.

La chienne, très affaiblie, gâte et répand une forte odeur urineuse ; elle reste couchée sur le flanc ; les pattes antérieures ne présentent aucun symptôme anormal. T. R. 28°,6, 11 respirations par minute. 25 litres d'air mettent 14' 30" à traverser les poumons et à enlever 0 gr. 58 d'acide carbonique. La pression prise dans l'artère crurale gauche est de 7c,1 ; elle monte à 8c,4 ; l'amplitude des pulsations est, par conséquent, diminuée ; leur nombre est diminué aussi considérablement. Mort à 3 heures de l'après-midi.

20 *février*. NÉCROPSIE. Le tube digestif est vide ; on remarque une légère congestion des viscères. La vessie est vide, la surface de sa muqueuse est acide, ainsi que les reins.

La piqûre de la moelle a été faite au niveau du bord supérieur de la 3e vertèbre lombaire. On voit, sur la ligne médiane, es deux orifices produits par le trocart ; il existe, à ce niveau, de petites hémorrhagies méningées , on en trouve encore plusieurs autres disséminées sous les méninges, qui présentent une injection très intense, remontant jusqu'au bulbe et à la protubérance. Le cerveau et le bulbe sont sains.

Au niveau du bord supérieur de la 3° vertèbre lombaire, il existe, dans l'épaisseur de la moelle, un petit caillot du volume d'un pois. La substancé périphérique est jaune et ramollie. Au-dessus et au-dessous de la lésion, on trouve un piqueté hémorrhagique de la substance blanche, sur une étendue de 3 à 4 centimètres.

La pression artérielle augmente au contraire après la piqûre de la moelle comme après l'injection dans son épaisseur. Les pulsations deviennent plus fréquentes et les oscillations de tracé moins amples. Quand l'animal guérit, la pression reste un peu au-dessous de la normale et les pulsations fréquentes, mais les oscillations du tracé redeviennent normales.

Il existe donc un rapport entre la température, la pression artérielle et l'exhalation pulmonaire.

EXPÉRIENCE VIII.

Bull-terrier. Poids : 16 kil. 900 gr.

Injection de XV gouttes de liqueur de Fowler dans la moelle lombaire. — Guérison.

23 *février*. 10 respirations par minute. 25 litres d'air enlèvent 1 gr. 41 d'acide carbonique en 3′ 40″. La température rectale est de 39°,3.

La pression artérielle prise dans l'artère fémorale droite est de 12ᶜ,1 et elle atteint au sommet des pulsations 15ᶜ,7.

La piqûre de la moelle au-dessus de la 1ʳᵉ lombaire fait monter la pression à 14ᶜ,1 — 15ᶜ,5.

L'animal est mis à jeun. Les urines sont acides.

24 *février*. Ponction avec le trocart explorateur au niveau

Planche II.

EXPÉRIENCE VII. — *Fig*. 1. 1. Tracé de la pression artérielle normale prise dans l'artère crurale (12ᵉ est la pression constante, 15ᵉ 7 la pression maxima).

2. Après l'injection de liqueur de Fowler dans la moelle, la pression augmente (13ᵉ 1 à 15ᵉ 2) et les pulsations sont plus fréquentes.

Fig. 2. La chienne est en voie de guérison. Fréquence des pulsations, abaissement de pression. La différence [entre la pression constante 11ᵉ 4 et la pression maxima 15ᵉ redevient anormale.

EXPÉRIENCE VIII. — *Fig*. 3. 1. Tracé de la pression artérielle normale (12° 7 à 14ᵉ 9).

2. Pression artérielle pendant la phase de dépression (7ᵉ 1 à 8ᵉ 4).

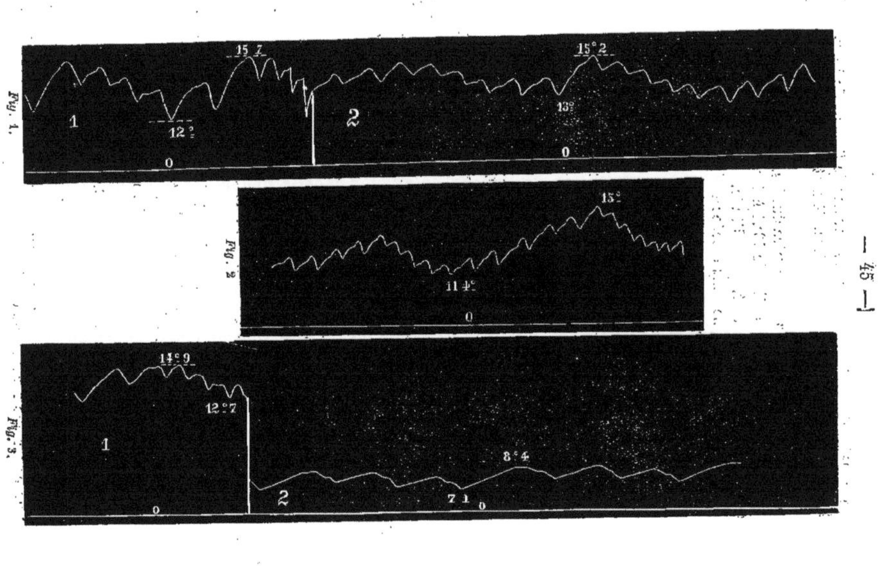

Fig. 1.
15 7
1
12 2
0
2
15° 2
15°
0
Fig. 2
15°
11 4
0
Fig. 3.
14° 9
12 °7
1
8 4
2
7 1
0
0

de la 1re lombaire. Injection de XV gouttes de liqueur de Fowler. Cris et contractions musculaires. Dilatation de la pupille,
salivation abondante.

Les pattes postérieures sont contracturées. T. R. 39°,9.

La pression artérielle oscille de 13°,1 à 15°,2 ; les pulsations
ont diminué, par conséquent, d'amplitude.

Les respirations de 10 se sont élevées au nombre de 18.

25 litres d'air circulent en 2 minutes et enlèvent 1 gr. 18.

25 *février*. Les urines de la chienne mise à jeun sont acides.
La miction et la défécation se font normalement.

La sensibilité est légèrement conservée. La paraplégie est
complète.

En introduisant le thermomètre on produit une sorte d'épilepsie spinale dans les muscles de la queue qui est secouée
par des mouvements de latéralité. Exagération des réflexes
des pattes postérieures.

T. 40°,6. 24 respirations par minute. 1 gr. 02 d'acide carbonique est exhalé dans 25 litres d'air en 2' 10".

27 *février*. T. R. 40°,2. 15 respirations par minute. 25 litres
d'air circulent en 2' 50" et enlèvent 1 gr. 43. Paraplégie et
anesthésie complètes.

5 *mars*. T. 40°. La sensibilité revient dans les pattes postérieures. La mobilité est toujours abolie. Les réflexes sont
exagérés.

10 respirations par minute. 25 litres d'air enlèvent 1 gr. 30
d'acide carbonique en 3' 50".

6 *mars*. T. 40°,3. Les mouvements de la queue sont volontaires. 9 respirations par minute. 25 litres d'air enlèvent
1 gr. 61 d'acide carbonique en 3' 50".

La pression artérielle prise dans l'artère fémorale gauche
est de 11°,4 à 15°.

8 *mars*. Les mouvements reparaissent dans les pattes postérieures. La chienne peut se soutenir sur les pattes paralysées. Pour constater ce fait, il suffit d'appuyer sur la nuque
de l'animal. Les muscles sacro-lombaires contractés soulè-
vent l'arrière-train, et les pattes postérieures, qui sont alors
pans la position verticale, permettent à la chienne de rester
debout. On produit ainsi un mouvement de bascule sur un
point fixe représenté par les pattes antérieures.

T. 40°. 9 respirations par minute. 25 litres d'air enlèvent
1 gr. 54 d'acide carbonique en 3' 50".

On relèvera sur cette observation le retour de la sensibilité avant celui de la motilité qui ne s'est produit que le 14ᵉ jour de la lésion.

La guérison a été affirmée uniquement d'après les pesées d'acide carbonique.

On voit, en effet, par le tableau suivant que l'exhalation pulmonaire de l'acide carbonique augmente pendant les quatre premiers jours pour redevenir normale. La chienne ne présente qu'une seule période d'excitation dont la durée est longue, ce qui est d'un pronostic favorable.

Dates.		Température.	Nombre des respirations par minute.	Durée de l'expérience.	Poids de CO_2.	CO_2 exhalé en 5 minutes.
22 févr.	Normale.	39°,3	10	3′ 40″	1 gr. 41	1 gr. 92
24 —	1/4 d'heure ap.la lésion	39°,9	18	2′	1 18	2 95 (Aug. de 1 gr. 03)
26 —	2ᵉ jour.	40°,6	24	2′ 10″	1 02	2 gr.34 (— de 0.42)
27 —	4ᵉ —	40°,2	15	2′ 50″	1 43	2 52 (— de 0.60)
5 mars.	11ᵉ —	40°,	10	3′ 30″	1 30	1 gr. 85
6 —	12ᵉ —	40°,3	9	3′ 50″	1 61	2 10
8 —	14ᵉ —	40°,	9	3′ 50″	1 54	2 »

CHAPITRE III.

Modifications des urines après la lésion de la moelle dorso-lombaire.

Il est peu de sujets plus controversés que celui que nous abordons. On connaît cependant, en clinique, le rapport étroit qui existe entre l'état des urines et les inflammations de la moelle.

La myélite produit la paraplégie et l'altération des reins ou de la vessie, et inversement les lésions de l'urèthre, de la vessie, des reins, produisent la myélite. Dans ce dernier cas, la myélite est due à la lésion des nerfs du plexus sacré ou à la transmission de l'inflammation par les veines (Gull); ou encore la myélite est réflexe, sans lésions.

« Un des symptômes les plus caractéristiques de la myélite est l'alcalinité des urines ; il n'y a pas de malade affecté de myélite de la région dorsale qui ne présente souvent ce symptôme. Parfois, après l'ingestion de certains aliments, l'urine est acide, mais l'alcalinité reparaît bientôt. » (Brown-Séquard) (1).

Cette alcalinité est un élément de diagnostic fort important, et Brown-Sequard montre que l'alcalinité des urines, qui est un des plus intéressants effets de l'excitation des nerfs vaso-moteurs dans la myélite, manque

---

(1) Brown-Séquard *Diagnostic et traitement des principales formes de paralysies des membres inférieurs.* Trad. Gordon, 1864. (p. 92).

dans la méningite et dans la congestion spinale. Dans les paraplégies réflexes, si elles ne sont pas dues à des lésions urinaires, les urines sont également acides.

L'alcalescence des urines est un fait connu depuis l'antiquité. Brodie (1) a insisté particulièrement sur les troubles urinaires dans les paraplégies traumatiques; dès le 2ᵉ ou 3ᵉ jour, on voit les urines devenir alcalines; elles sont altérées par la présence du sang, du muco-pus. Les phosphates ammoniaco-magnésiens se précipitent et donnent les dépôts que Dupuytren et Laugier ont remarqués sur les sondes servant au cathétérisme des paraplégiques (2).

C'est à cette cause qu'on doit attribuer la formation des calculs vésicaux à la suite de lésions spinales. (Dʳ Lediard.) (3).

L'alcalinité des urines est un fait important dans l'histoire de la myélite; elle est aussi fort grave, puisque beaucoup de paraplégiques meurent par suite des lésions des organes urinaires.

Sous quelle influence se développe l'alcalinité des urines ?

Stanley (archives gén. de méd. 1834) rattache l'alcalinité des urines à une action directe exercée par la moelle sur les reins et la vessie.

« Cette alcalinité ne résulte pas du séjour prolongé des urines dans la vessie. » (Dujardin-Beaumetz, thèse d'agrégation 1872, p. 117). Et l'auteur cite l'expérience peu concluante de Smith, rapportée par Jaccoud dans son livre des Paraplégies. Smith faisait des injections d'eau tiède dans la vessie, jusqu'à ce que le liquide qui

---

(1) Brodie. *Médico-chir. transactions,* 1838 et 1837.
(2) Ollivier d'Angers. *Traité des maladies de la moelle épinière.* 3ᵉ édition. 1837.
(3) *Lancet.* 1878 t. II, p. 255.

en sortait n'offrît plus aucune réaction. Evacuant l'urine par le cathétérisme 20 à 30 minutes après, il la trouvait de nouveau alcaline.

Jœger, cité par Leyden, a émis l'opinion, aujourd'hui démentie, que l'urine devenait alcaline immédiatement après les fractures du rachis.

« L'apparition de l'état ammoniacal ne peut tenir qu'à un trouble direct de la moelle sur la sécrétion rénale, car cette apparition est très rapide. » (1) Dans son livre sur les maladies des reins, Rayer s'exprimait ainsi : « D'après mes observations, dans les affections de la moelle épinière, lorsque l'urine contenue dans la vessie est alcaline, elle l'est non par l'effet d'une décomposition difficile à expliquer sans le contact de l'air, mais bien à un vice de sécrétion des reins qui doit être attribué à une irritation inflammatoire de ces organes. » Pour Traube (1864), l'alcalinité tient à l'introduction de sondes malpropres dans la vessie. Il rapporte l'exemple d'un malade souffrant depuis deux ans d'une affection vésicale, et dont les urines étaient claires et acides. On pratique le cathétérisme : l'urine devient trouble, on y constate des ferments ; six jours après, elle était alcaline.

C'est le cathéter qui introduit dans la vessie les ferments de l'urine, connus par les travaux de Musculus (ferment soluble), et de Pasteur et Joubert (ferments figurés). Ces ferments transforment l'urine en carbonate d'ammoniaque. Ainsi l'on comprend toutes les précautions imposées au médecin qui pratique le cathétérisme, et les discussions soulevées à propos de l'indication ou de la contre-indication du cathétérisme de la vessie dans les paraplégies. Beaucoup d'auteurs s'élèvent encore contre cette pratique, puisque, dans les paraplégies, la ves-

----

(1) Dictionn. Jaccoud. *Traumatismes*. Oré et Poinsot.

sie se remplit, puis se vide par regorgement. (Hutchinson.) (1).

Quoi qu'il en soit, la théorie de Traube n'est pas vraie dans la majorité des cas, puisque, fait remarquer le professeur Charcot, l'alcalinité des urines est un fait régulier.

Ségalas (2), en 1841, a attaqué les conclusions de Stanley, et nié l'action du système nerveux sur la sécrétion rénale; pour lui, les troubles urinaires ne sont pas primitifs, mais bien consécutifs à la rétention d'urine dans la vessie; c'est cette stagnation de l'urine qui produit les lésions vésicales.

Vulpian (3) explique ainsi les altérations rapides de l'urine chez les malades affectés de myélite aiguë, et, en même temps, les lésions des organes urinaires.

La muqueuse vésicale perd sa sensibilité, sa tunique musculeuse est paralysée : de là, la rétention d'urine. Il se produit aussi des troubles dans la circulation vésicale, le sang stagne dans les capillaires, le pouvoir trophique exercé sur les tissus de la vessie diminue. Il existe une irritation de l'épithélium et des couches sous-jacentes; de là, catarrhe avec exsudation des produits épithéliaux, qui, mélangés à l'urine, déterminent l'altération ammoniacale.

Leyden attribue aussi à la stagnation de l'urine dans la vessie la décomposition alcaline et le catarrhe vésical consécutif. Dans l'urine se développe une grande quantité de bactéries; cette urine devient ammoniacale, fétide, et détermine une cystite intense, de la pyélite, des abcès des reins, etc...

---

(1) Hutchinson. *Lancet.*, 1879, t. I, p. 366.
(2) Ségalas. *Bull. de l'Acad. de Med.* 1841.
(3) Vulpian. *Op. cit.* p. 184.

Une quatrième théorie, vaso-motrice, est due au professeur Charcot. Les altérations de la vessie doivent être rapportées à des troubles trophiques. Comme ces derniers, elles sont dues à une action nerveuse directe, à l'irritation de la substance grise; il se produit une neuro-paralysie, accompagnée d'élévation de la température et d'inflammation.

On peut voir, cependant, l'apparition des troubles trophiques coïncider avec un abaissement de température, ce qui prouve que l'hypérémie neuro-paralytique et la production de troubles trophiques sont des phénomènes indépendants l'un de l'autre.

Si nous quittons la clinique pour faire une rapide incursion sur le terrain physiologique, nous voyons que Krimer (1) est le premier auteur qui ait étudié l'influence de la moelle sur la sécrétion urinaire.

A son époque, deux théories étaient en présence. Brodie montrait que la sécrétion urinaire s'arrêtait après la décapitation des animaux ; Gamage prétendait au contraire que cette sécrétion était indépendante du cerveau.

Krimer, par ses expériences remarquables, montra que la section de la moelle lombo-dorsale, ou sa destruction jusqu'à la région cervicale, rend les urines claires comme de l'eau, l'urine contient alors beaucoup de sels et d'acides, mais peu de matières extractives.

L'ablation du cerveau et du cervelet n'arrête pas la sécrétion urinaire, tandis que la destruction de la moelle allongée et de la moelle cervicale suspend immédiatement les fonctions des reins.

Pour Krimer, la sécrétion urinaire est sous la dépen-

____

(1) Krimer. *Horn's Arch.* 1819. — *Journal complémentaire du Dict. des Sciences médicales.* T. 25, 1826.

dance immédiate de la moelle allongée et de la partie supérieure de la moelle épinière. Gamage, dans ses expériences, épargnait la moelle allongée : d'où la divergence des opinions de Gamage et de Brodie.

Eckhard (1870) a confirmé les expériences de Krimer en montrant que la sécrétion urinaire est arrêtée par les sections de la moelle cervicale, jusqu'au niveau de la 6ᵉ et de la 7ᵉ vertèbre du cou.

D'autres altérations sont sous la dépendance du système nerveux ; à la suite des lésions de la moelle dorsale du chien, Schiff a vu les urines contenir du sang, du sucre, et de l'albumine; si l'albumine n'a pas été signalée dans la myélite, c'est qu'on ne l'a pas recherchée, ajoute-t-il

La quantité des urines augmente quelquefois (Stanley); mais elle diminue le plus souvent (Eckhard). Brodie n'a pu recueillir, sur un homme atteint de déchirure de la moelle cervicale, après luxation des vertèbres, que 128 grammes d'urine en 24 heures; à l'autopsie, la vessie n'en contenait pas davantage, pour un temps de 26 h.

La polyurie et l'albuminurie sont constantes après la section des nerfs grands splanchniques (Eckhard et Knoll). « C'est donc par l'intermédiaire du grand sympathique que les centres nerveux cérébro-spinaux agissent sur la circulation et les fonctions du rein. » (Vulpian) (1).

Le centre de ces actions est le bulbe, dont la piqûre produit l'albuminurie, la glycosurie, la polyurie; en incisant profondément le 4ᵉ ventricule sur la ligne médiane, Cl. Bernard (2) produisait chez le lapin la glycosurie et l'acidité des urines. Chez le chien, les urines étaient acides en même temps que glycosuriques.

---

(1) Vulpian. *Leçons sur les vaso-moteurs*. T. I. 1874.
(2) Cl. Bernard. *Physiologie et pathologie du système nerveux*, 1858.

Aussi avons-nous soigneusement noté l'état des urines dans nos expériences. — Dans l'*Expérience I*, après la lésion médullaire produite au niveau de la 3ᵉ vertèbre lombaire, la densité monte de 1022 à 1045 le 3ᵉ jour, pour tomber ensuite à 1030. Les urines sont pâles le second jour, et très colorées les jours suivants.

L'urée a augmenté ; pour 500^{cc} d'urine, on en trouve 16 gr. au lieu de 14. Jamais les urines n'ont contenu de sucre ou d'albumine, ni le second jour, ni les jours suivants ; elles sont toujours restées acides. Leur quantité varie peu ; elle semble diminuer légèrement : de 250^{cc} elle tombe à 200^{cc} pour 24 heures.

Dans l'expérience II, il en est de même ; la lésion de la moelle est produite au niveau de la 2ᵉ vertèbre lombaire. — La densité des urines, de 1022, atteint 1035. Réaction acide, ni sucre ni albumine.

L'expérience III nous donne les mêmes résultats. La densité des urines est de 1010. On recueille en 24 heures, 300^{cc} d'urine acide, contenant 13 gr. 50 d'urée pour 500^{cc} d'urine.

Le lendemain de l'injection de liqueur de Fowler au niveau de la 3ᵉ vertèbre lombaire, la quantité des urines est de 350^{cc}, leur densité de 1011 ; elles sont pâles, acides, et ne contiennent ni sucre, ni albumine.

Le 3ᵉ jour, on obtient 200^{cc} d'urine colorée et acide. D. 1030.

Le 4ᵉ jour, 250^{cc} d'urine colorée, acide, et d'odeur fétide. D. 1036. On n'y trouve ni sucre, ni albumine. Le poids de l'urée est de 16 gr. pour 500^{cc} d'urine.

Le chien reste trois jours sans uriner ; sa vessie finit par se rompre, et l'urine s'épanche dans le péritoine. Cette urine, mêlée aux produits d'exsudation du péritoine, est restée fortement acide

Lorsque les chiens ont de la paralysie de la vessie, ce qui est arrivé après toutes ces expériences, il est très facile de recueillir les urines. Nous n'avons pas voulu pratiquer le cathétérisme, qui aurait pu changer la réaction des urines, et devenir une cause d'erreur. Nous avons fait uriner par expression les animaux paraplégiés ; il suffisait pour cela d'appliquer la main sur les parois abdominales, et de comprimer la vessie. Cette compression est très facile lorsque les parois de l'abdomen sont flasques et paralysées ; elle permet de vider entièrement la vessie. Rappelons que, dans ces cas, on aurait en vain recours à l'asphyxie pour faire uriner les chiens : comme ils ont de la paralysie de la vessie et des parois abdominales, les convulsions de l'asphyxie ne peuvent atteindre ces muscles, ni agir sur la vessie.

Lorsque les muscles abdominaux sont sains, la compression exercée par la main doit être plus forte, puisque les muscles abdominaux résistent en se contractant.

Pour recueillir les urines physiologiques des 24 heures, nous avons enfermé les chiens dans une cabine à plancher incliné et percé d'un orifice muni d'un tube ; les urines tombaient ainsi dans une éprouvette placée sous l'orifice d'écoulement du plancher. Mais il est toujours fort difficile d'obtenir exactement la quantité d'urine des 24 heures, les chiens urinent rarement dans l'intérieur de leur cabine ; le plus souvent, ils perdent leurs urines au dehors, malgré l'observation rigoureuse de l'expérimentateur. Les femelles sont préférables aux mâles, car elles urinent plus fréquemment.

Il est bien plus simple, quand on tient à recueillir exactement toute l'urine, de prendre des cobayes ou des lapins, qu'il suffit de placer sur une toile métallique, dans un bocal percé d'un orifice d'écoulement. Le lapin qui est le sujet de l'expérience V, a été mis dans ces conditions.

Il rend, en 24 heures, 235^{cc} d'urine alcaline, trouble, renfermant 3 gr. d'urée pour 250^{cc} d'urine. D. 1010.

Après la lésion de la moelle, au niveau du bord inférieur de la 12e vertèbre dorsale, il excrète :

		CONTENANT,
Le 2e jour, 70^{cc} d'urine alcaline.	4 gr.	d'urée pour 250^{cc}.
Le 3e jour, 230^{cc} d'urine jaune-rouge, alcaline.	2 gr. 50	—
Le 4e jour, 180^{cc} — — 4 gr.	—	

Jamais les urines n'ont renfermé ni sucre, ni albumine. L'urée a augmenté et la quantité d'urine a diminué.

Nous voyons que la réaction de l'urine n'a pas varié. Cependant, on sait que les lésions nerveuses apportent un trouble assez profond dans la réaction des urines des herbivores. Cl. Bernard, en lésant le bulbe, a toujours vu les urines des lapins et des cobayes devenir acides, d'alcalines qu'elles étaient. L'acidité des urines est un fait connu.

Robin (1) dit également que, chez les herbivores, les urines troubles et alcalines deviennent claires et acides après l'expérimentation sur le système nerveux et les grands délabrements.

Nous tenons donc à rapprocher de l'expérience V, l'observation suivante, où les urines ont été acides ; l'animal a été placé dans les mêmes conditions que celui de l'expérience V. La lésion de la moelle, toutefois, a été faite plus haut, au niveau du bord inférieur de la 10e vertèbre dorsale.

Sur le lapin de l'expérience V, la moelle était détruite depuis la 11e vertèbre dorsale jusqu'à la 5e vertè-

____

(1) Robin. *Leçons sur les humeurs.* 1874.

bre lombaire. Sur le lapin de l'expérience IX, il existait des lésions méningitiques fort étendues, et la moelle était peu altérée.

La quantité des urines a diminué de moitié : 125^{cc} pour les 24 heures, au lieu de 250^{cc}.

Expérience IX.

Lapin. Poids : 2 kil. 300 gr.

Injection de liqueur de Fowler dans le moelle (10e dorsale).
Mort le deuxième jour. — Urines acides.

26 *décembre.* 250^{cc} d'urine alcaline, en 24 heures. D. 1010. T. R. 38°,1.

4 h. Incision au niveau de la 10e vertèbre dorsale, un peu à droite de la ligne médiane ; injection de V gouttes de liqueur de Fowler.

Douleur très vive. Cris, convulsions. T. R. 37°,6. — Le lapin reste couché sur le côté gauche ; la patte postérieure gauche est paralysée, la droite parésiée. La queue a conservé sa mobilité. Rien aux pattes antérieures. Quand on pique l'animal, il réagit un peu et essaie de fuir.

4 h. 1/2. Patte postérieure droite entièrement paralysée. T. R. 36°,2. Les deux pattes postérieures sont flasques. Mouvements de mastication très fréquents.

Quelques mouvements d'extension dans la nuque. T. R. 35°,8. La muqueuse anale se rétracte quand on introduit le thermomètre.

27 *décembre.* Paraplégie complète. Analgésie : on écrase la patte postérieure sans que l'animal réagisse.

9 h. 1/2 Réflexes exagérés. Epilepsie spinale dans les deux membres postérieurs, provoquée par de légers attouchements. La queue présente des mouvements réflexes.

Patte antérieure gauche rétractée, avec flexion des phalanges ; parésie très accusée. L'animal tombe du côté gauche, même quand on le place sur le côté droit. T. R. 29°. Issue d'une petite quantité de matières fécales. Rétention d'urine complète. En pressant sur le ventre, on recueille 130cc d'urine acide, D. 1012.

L'animal a peu mangé depuis l'injection, faite il y a 17 heures.

28 *décembre.* 9 h. 1/2. Pas d'urine dans le bocal ; en pressant le ventre, on recueille 20cc d'urine acide. Cependant, le lapin a beaucoup mangé.

La patte antérieure droite est très parésiée, bien qu'elle puisse être encore remuée par l'animal. Patte antérieure gauche rétractée ; sensibilité amoindrie.

Epilepsie spinale. Tremblement latéral de la tête, plus marqué pendant les mouvements. T. R. 24°.

De temps à autres, spasmes. Mouvements lents des pattes postérieures et de la queue, puis des pattes antérieures. Le lapin reste étendu, gardant toutes les positions qu'on lui donne.

6 h. 1/2. Mort.

29 *décembre.* 9 h. NÉCROPSIE. *Encéphale.* — Méninges congestionnées sur les parties latérales des hémisphères ; à gauche, ecchymose méningée, large comme une tête d'épingle.

Le *bulbe* semble normal.

Moelle. Ecchymoses méningées larges au niveau de la queue de cheval. Deux autres ecchymoses au niveau de la 10e et de la 11e vertèbre dorsale, où l'on voit une hémorrhagie indiquant le trajet de la piqûre. La moelle est détruite au niveau de l'injection ; petit piqueté hémorrhagique entourant la lésion qui est bien localisée. La vessie contient 100cc d'urine acide, claire et jaune, comme l'urine de l'homme. Les veines de la muqueuse vésicale sont dilatées, et l'on voit deux petites ecchymoses à la face postéro-supérieure de la muqueuse. Pas d'hémorrhagie dans les capsules surrénales. Reins congestionnés. Ecchymose dans le parenchyme de la rate. Nombreuses ecchymoses papuleuses, du volume d'un grain de mil à celui d'une lentille, sur la muqueuse stomacale, près du cardia. Les intestins et l'estomac sont remplis d'aliments. Accumulation de matières fécales dans le bout inférieur de l'intestin. Le foie est sain et la vésicule biliaire vide, ce qui prouve que l'animal est mort en pleine digestion.

Congestion des bords postérieurs et des lobes inférieurs des poumons. Le cœur est rempli de sang noir non coagulé.

Ces expériences, cependant, sont peu concluantes ; les animaux se trouvaient dans les conditions des malades atteints de paraplégie et continuaient à se nourrir.

On sait que l'alimentation est une des principales causes de la variation du liquide urinaire. Cl. Bernard (1) ajoute qu'on ne doit pas attacher de valeur absolue à la réaction des urines ; il cite de nombreux exemples de ces variations. Les animaux herbivores, qui ont des urines alcalines sous l'influence de l'alimentation, ont des urines acides quand on les soumet à un régime azoté, ou bien quand ils sont mis à jeun, parce qu'ils se nourrissent alors aux dépens de leur propre substance, c'est-à-dire de matières azotées.

Un lapin se nourrit d'avoine, qui contient beaucoup de gluten, et il a des urines acides. Un autre lapin est placé dans l'oxygène pur, et il a des urines acides. La réaction dépend de l'alimentation.

Pour nous mettre à l'abri des causes d'erreur, et sur l'avis de M. le Dr Quinquaud, nous avons rendu les urines comparables entre elles, en supprimant l'alimentatation. Les animaux mis à jeun nous ont encore donné des résultats conformes à ceux des précédentes expériences.

L'*expérience* VII nous montre que les urines restent acides après les lésions de la moelle, et que l'urée augmente (19 gr. d'urée au lieu de 13 gr. 50 pour 500^{cc}). Ni sucre, ni albumine.

Dans l'*expérience* VIII, les urines sont également acides. Elles n'ont pas été recueillies, parce que la lésion médullaire a été produite au niveau de la 1re vertèbre lombaire, et que ces lésions localisées ne paralysent pas la vessie ; la miction et la défécation se font, au con-

---

(1) Cl. Bernard. *Liquides de l'organisme.* 1859.

traire, régulièrement et les chiens perdent leurs urines.

Si nous résumons nos expériences, nous voyons que la méningo-myélite diffuse n'a pas exercé d'influence directe sur la réaction des urines, puisque celles-ci sont restées acides pendant l'alimentation, et en dehors de l'alimentation. On n'y a pas constaté la présence du sucre, ni de l'albumine. La densité des urines a augmenté très notablement ; la concentration de ce liquide s'est produite sous l'influence de la rétention dans la vessie et, surtout, de la lésion expérimentale inflammatoire.

C'est à cette dernière cause, c'est-à-dire à l'inflammation, que l'on peut attribuer la légère augmentation d'urée dans les urines.

La diminution de la quantité des urines semble en rapport avec la diminution de la pression artérielle.

Ces conclusions ne s'appliquent qu'à la moelle lombaire, qui a été souvent détruite dans toute son étendue dans nos expériences, ainsi qu'à la moitié inférieure de la moelle dorsale.

Nous n'avons pas produit de lésions des parties supérieures de la moelle, dont on connaît l'influence sur la sécrétion des urines, la glycosurie et l'albuminurie.

CHAPITRE IV.

Des centres de la moelle lombaire.

La moelle lombaire est le siège de plusieurs centres
dont l'indépendance semble aujourd'hui démontrée.
Nous les résumerons brièvement, en insistant seulement
sur le centre des mouvements du sphincter anal, que
nous avons souvent lésé dans nos expériences.

Budge, en 1858 (Virchow's Archiv.), a décrit dans la
moelle lombaire un centre *génito-spinal*, situé au niveau de la 4ᵉ lombaire chez le lapin, n'occupant que
quelques lignes d'étendue, et dont l'électrisation détermine des mouvements de la partie inférieure de l'intestin,
de la vessie, de l'utérus et des canaux déférents.

L'étude de ces centres a été approfondie.

Sur le chien de l'expérience III, après l'injection de
X gouttes de liqueur de Fowler dans la moelle, au niveau de la 3ᵉ vertèbre lombaire, nous avons observé une
turgescence du pénis, qui a duré 10 minutes. Cette érection s'est produite après l'introduction du thermomètre
dans l'anus, par un réflexe sur le centre de l'érection.

Ce *centre de l'érection* a été placé par Eckhard dans le
cerveau: de ce centre descendent les filets nerveux, qui
quittent la moelle au niveau de la région lombaire, pour
se rendre aux organes auxquels ils sont destinés, en
prenant le nom de nervi erigentes. En clinique, on connaît les érections qui surviennent à la suite de traumatismes de la moelle cervicale. Budge, en électrisant les
pédoncules cérébraux, déterminait des érections chez le
chien.

Goltz(1), dans un travail important que nous résumons, a localisé, avec le docteur *Freusberg*, le centre de l'érection dans la moelle lombaire. Ce centre érecteur est mis en action par le centre encéphalique, où siège le sens génésique. Il est prouvé par différentes expériences.

Des chiens, dont la moelle est sectionnée dans la région dorso-lombaire, ont encore des érections réflexes. Ces érections sont produites par la pression exercée sur la peau du ventre, du prépuce, par la réplétion de la vessie, l'introduction du doigt dans l'anus, etc... Ces réflexes sont interrompus par l'excitation du nerf sciatique, l'électrisation du scrotum, etc...

Les filets nerveux périphériques de ces différentes parties sont donc en relation avec le centre érecteur, ou vaso-moteur génital. (Voir p. 67.)

Si l'on détruit la moelle lombaire par l'introduction d'une grosse sonde métallique, les érections ne peuvent plus être provoquées chez le chien.

Goltz ajoute que *Brachet* (1839) a déterminé l'éjaculation chez des chats dont la moelle lombaire était sectionnée, et que Marshall Hall avait déjà mis l'acte de la génération sous la dépendance de la partie inférieure de la moelle dorsale.

En ce qui concerne la *miction*, nous remarquons dans nos expériences, trois ordres de faits. Immédiatement après la lésion de la moelle lombaire, les chiens ont une émission d'urine. Cette émission manque rarement quand la lésion est faite au niveau de la troisième vertèbre lombaire, comme cela a eu lieu dans les expériences III et VII. Elle devient moins fréquente, quand on lèse la moelle au niveau de la deuxième vertèbre lombaire, et exceptionnelle au niveau de la première.

---

(1) Goltz. *Fonctions de la moelle lombaire du chien*. (*Pfluger's Archiv*. 1873-74, B. VIII.)

Les chiens atteints de méningo-myélite diffuse, et dont la moelle a été détruite dans une grande étendue, après les injections d'huile de croton, ont eu de la rétention d'urine et sont devenus gâteux, comme on le remarque dans l'expérience I. Ils deviennent gâteux quand la lésion est produite vers la partie inférieure de la moelle lombaire, (expérience VII).

Enfin les chiens, après la lésion médullaire faite au niveau de la première vertèbre lombaire, lésion localisée, ont toujours vidé leur vessie régulièrement, bien qu'ils fussent paraplégiques. L'observation VIII en est un exemple fort net.

La miction est sous la dépendance d'un centre nerveux de la moelle lombaire ; et les particularités que nous présentent ces chiens sont bien expliquées par les expériences de *Goltz*.

Budge avait placé, comme nous l'avons vu au commencement de ce chapitre, le centre des mouvements de la vessie au niveau de la quatrième vertèbre lombaire chez le lapin. Ce centre est le lieu d'émergence des filets vésicaux sympathiques qui vont au corps de la vessie. Les nerfs rachidiens qui se rendent au col de la vessie viennent des 3e et 4e paires sacrées ; ils suivent les cordons antérieurs de la moelle et les pédoncules cérébraux, pour aboutir à un centre encéphalique volontaire. *Longet* avait pensé que le col de la vessie recevait des nerfs rachidiens volontaires, et le corps, des nerfs sympathiques.

Gianuzzi et *Kupressow* ont montré que le corps et le col reçoivent leur innervation du sympathique et des 3e, 4e et 5e paires sacrées, et que tous les deux peuvent être soumis à la volonté et être l'objet de réflexes.

Pour *Gianuzzi* (1), il existe deux centres vésicaux

____

(1) Gianuzzi. *Journal de physiologie* de Brown-Séquard. 1865.

dans la moelle lombaire du chien : l'un au niveau de la
3ᵉ vertèbre lombaire ; ce centre, d'où partent les rameaux
sympathiques, préside aux contractions lentes et durables du corps et du col de la vessie. L'excitation méca-
nique du deuxième centre, situé au niveau de la 5ᵉ vertèbre lombaire, détermine des contractions énergiques
du col et du corps. Ce dernier centre est en rapport avec
les nerfs rachidiens. L'excitation des parties de la moelle
situées entre la 3ᵉ et la 5ᵉ vertèbre lombaire, détermine
des contractions vésicales beaucoup moins énergiques.

Goltz a vu que les chiens dont la moelle dorso-lom
baire était sectionnée, vidaient régulièrement leur vessie
quand celle-ci était distendue par l'urine. Si l'on soulève
le chien par les pattes antérieures, l'urine sort en large
jet, puis par intermittences, ce qui est dû aux contractions rhythmiques du muscle bulbo-caverneux uréthral.

Si l'on passe une éponge sur l'anus des chiens, si on
ur presse le ventre, ils urinent ; une excitation vive in-
t errompt la miction. On a donc affaire encore à un réflexe, dont le centre est placé dans la moelle lombaire ;
si l'on détruit cette portion de la moelle, le réflexe ne
peut plus se produire, et l'urine coule goutte à goutte.

Ce centre est en relation directe avec un centre encéphalique volontaire. L'action volontaire n'est pas directe :
elle s'exerce sur les muscles abdominaux et prépare l'action des sphincters.

La *défécation* est aussi sous la dépendance de la moelle
lombaire. Après la piqûre de la moelle au milieu des 2ᵉ
et 3ᵉ vertèbres lombaires, les chiens défèquent, en même
temps qu'ils émettent de l'urine ; quand la lésion s'é-
tend, ils ont une constipation opiniâtre. La défécation
est possible quand la lésion reste localisée, au-dessus de
la 1ʳᵉ vertèbre lombaire.

D'autres chiens nous ont présenté des mouvements

rhythmiques de l'anus et de la queue, décrits par *Masius* et *Goltz*, et d'autres, la paralysie du sphincter anal.

L'observation suivante nous montre une particularité intéressante de paralysie du sphincter.

EXPÉRIENCE X.

Vieux chien griffon, pesant 8 kilog. 500.

Piqûre de la moelle au niveau du bord supérieur de la 2ᵉ vertèbre lombaire. Abaissement de la température. Diminution du nombre des mouvements respiratoires; diminution de l'exhalation carbonique. Dilatation incomplète du sphincter anal. Mort 9 heures après la lésion.

29 janvier. Urines claires et acides. T. R. 38º,7. 36 respirations par minute. Il met 5′ 30″ pour respirer 25 litres d'air, et exhaler 0 gr. 75 d'acide carbonique.

Deux autres pesées d'acide carbonique, faites le 30 et le 31 janvier, nous montrent que cette quantité représente bien la normale.

1ᵉʳ *février,* 10 h. 50. Piqûre avec le trocart explorateur, en suivant le bord supérieur de la 2ᵉ vertèbre lombaire. Quand nous pénétrons dans la moelle, le chien manifeste sa douleur par des cris, une vive agitation, et des contractions des muscles du dos. T. R. 38º,5 ; abaissement de 0º,2 par conséquent.

Nous injectons, par la canule du trocart, II gouttes de la solution alcoolique d'huile de croton 1/49.

Nouvelle douleur. T. R. 38º,5. Une heure après, T. R. 37º,8.

La respiration est très modifiée. De 36, le nombre des mouvements respiratoires est tombé à 20 par minute.

Un quart d'heure après l'injection, le chien met 8 minutes à respirer 25 litres d'air (soit 2′ 30″ en plus). Le poids de l'acide carbonique exhalé est de 0 gr. 74. Il y a donc une diminution de l'exhalation d'acide carbonique dans le temps.

SYMPTOMES. Il marche en traînant la patte gauche, dont les

5

phalanges sont fléchies; les réflexes sont exagérés; la patte droite est contracturée.

Hyperesthésie généralisée; au bout d'une demi-heure, contracture des deux pattes antérieures qui se placent dans l'extension. Salivation très abondante. Mort à 8 heures du soir.

2 *février*. AUTOPSIE.

La vessie renferme 20cc d'urine, sans sucre ni albumine. Les viscères ne présentent que de la congestion, et les cavités cardiaques sont remplies de sang noir non coagulé.

Le trocart a traversé les méninges au niveau du bord supérieur de la 2e vertèbre lombaire, le cordon postérieur gauche, et déterminé une petite hémorrhagie méningée, à l'orifice de sortie, au niveau du cordon antérieur droit.

A ce niveau, il existe dans la moelle une petite cavité du volume d'un pois, qui occupe l'épaisseur du cordon postérieur gauche, la moitié interne du cordon latéral gauche, la substance grise centrale et l'épaisseur du cordon antérieur droit. Cette cavité était remplie d'une matière diffluente, d'un gris rosé. Piqueté rouge disséminé dans la substance corticale et médullaire, dans une étendue de 6 centimètres, en prenant pour centre le point où la moelle est détruite; taches ecchymotiques méningées.

Au niveau du renflement cervical, congestion très marquée des méninges. Bulbe et encéphale sains.

Immédiatement après la piqûre de la moelle, nous avons remarqué une *dilatation incomplète* de l'orifice anal ; le thermomètre pénétrait sans résistance dans le rectum, et le doigt qu'on y introduisait n'éprouvait pas la plus légère constriction.

Cependant, les réflexes étaient exagérés; en touchant le sphincter avec le thermomètre, on le voyait se contracter vivement, mais sans fermer complètement l'orifice anal.

Ce fait ne semble-t-il pas indiquer que le centre d'innervation du sphincter externe n'est pas le même que celui des fibres circulaires du bout inférieur du rectum (sphincter interne).

C'est à la paralysie de ces fibres circulaires que paraît due la légère dilatation du sphincter externe, dont les fibres ont conservé leur contractilité, et par conséquent leur centre médullaire, mais ne sont pas assez puissantes, à elles seules, pour maintenir l'orifice anal dans l'occlusion complète.

Le centre du sphincter externe paraît situé au-dessus du sphincter interne.

L'observation VII est remarquable au point de vue de la localisation des centres du sphincter anal (page 39).

Après avoir piqué la moelle lombaire au niveau du bord supérieur de la 3ᵉ vertèbre lombaire, et injecté XV gouttes de liqueur de Fowler, la chienne urine et défèque. En même temps, en introduisant le thermomètre, on voit le sphincter anal complètement dilaté ; il n'y a plus trace de mouvements réflexes. La queue est redressée, et il existe de la contracture généralisée. Quand la contracture a disparu et que la queue a repris sa position normale, on voit l'anus rester dilaté, et complètement paralysé. Le centre du sphincter a donc été détruit d'emblée, et il siège près de la 3ᵉ vertèbre lombaire du chien.

On verra que cette localisation est conforme à celle de Masius, qui met le centre des mouvements rhythmiques de l'anus et de la queue dans le 1/3 moyen de la moelle lombaire.

Marshall Hall avait fait connaître que les réflexes du sphincter anal étaient sous la dépendance de la partie inférieure de la moelle. *Gianuzzi* et *Masius* ont fait, en 1867, d'intéressantes recherches sur le centre de ce sphincter. Masius de Liége (1) a décrit un centre ano-

---

(1) Masius. Centre ano-spinal. *Bull. de l'Acad. de Belgique.* 1867.

spinal dans la moelle lombaire du lapin, au niveau du disque qui unit la 6e à la 7e vertèbre lombaire.

Ce centre préside aux contractions du sphincter et à la tonicité du muscle ; la contractilité réflexe en est détruite par la section de la moelle entre la 6e et la 7e lombaire.

Les sections faites au-dessus de ce centre augmentent ses propriétés réflexes, comme cela a lieu pour tous les centres médullaires, sur lesquels l'encéphale exerce une action modératrice. Cette influence s'exerce sur le centre ano-spinal par les fibres d'arrêt, qui partent d'un centre modérateur situé dans la couche optique. Les fibres d'arrêt se confondent avec des fibres volontaires qui partent de l'encéphale pour descendre dans les pédoncules cérébraux, la moelle allongée et toute la moelle ; elles se rendent enfin au centre ano-spinal. Les fibres volontaires sont plus importantes que les fibres d'arrêt, ce qui est prouvé par ce fait que l'excitation des pédoncules, de la moelle allongée et de la moelle épinière, détermine des contractions du sphincter anal ; elles traversent le centre ano-spinal et se rendent au sphincter par l'intermédiaire de la 2e et de la 3e paires sacrées, chez le lapin.

Goltz insiste sur un phénomène qui avait passé inaperçu : après les sections de la moelle entre les régions dorsale et lombaire, si l'on introduit le doigt dans le rectum, on ne sent plus de contraction régulièrement tonique ; mais le sphincter se contracte d'une manière rhythmique, presse le doigt et se relâche ensuite. Les mouvements sont au nombre de 20 à 25 par minute, et cessent si un nerf sensitif subit une irritation vive. Goltz a pris le tracé de ce *pouls anal* en plaçant dans le rectum un cylindre creux de caoutchouc, qui est mis en communication avec un cardiographe Marey. Quand le sphincter se contracte, l'air du cylindre en caoutchouc s'échappe, pour aller distendre le tambour du cardio-graphe, et soulever le levier.

Le muscle tonique se transforme donc en muscle rhythmique.

Masius et Van Lair (1) ont fait de nouvelles expériences sur les mouvements rhythmiques du sphincter anal qui auraient déjà été vus, disent-ils, par Gluge.

Masius et Van Lair ont mis la moelle lombaire à nu chez des chiens, en faisant sauter les lames vertébrales ; puis ils ont isolé la moelle par une section dorso-lombaire. En pressant légèrement la moitié supérieure de la moelle lombaire contre la paroi du rachis, ils ont vu la queue de l'animal se relever et l'anus se dilater activement.

L'excitation du 1/3 moyen, à sa partie inférieure, produisait l'abaissement de la queue et la contraction du sphincter. La compression brusque de ces parties détermine des mouvements rhythmiques de l'anus et de la queue. Les réflexes qui partent de la muqueuse rectale produisent les mêmes mouvements.

Ces mouvements semblent donc produits par deux centres antagonistes, qui dépendent du centre ano-spinal.

On remarque sur nos chiens que la méningo-myélite diffuse abaisse la température ; la destruction de la moelle comme les sections (Parinaud (2), détermine une diminution dans la production d'acide carbonique ; l'oxydation des tissus se fait mal, et, suivant l'expression de Cl. Bernard, l'animal est transformé en animal à sang froid.

Nous ne voulons pas insister sur la question des

---

(1) Masius et Van Lair. *Contributions à l'étude de la moelle lombaire du chien (Bull. Acad. de Belgique.* 1875.
(2) Parinaud. *Recherches sur la température (Arch. phys.)* 1877.

vaso-moteurs, beaucoup trop vaste, et étrangère au sujet que nous traitons. Rappelons cependant, pour compléter l'histoire des centres de la moelle lombaire, qu'après avoir localisé exclusivement dans le bulbe le *centre de la pression vasculaire* (Owsjannikof (1) détermine ses limites, de 1 millimètre en arrière des tubercules quadrijumeaux à 4 millimètres en avant de la pointe du calamus), on admet maintenant une série de centres vaso-moteurs échelonnés dans toute l'étendue de la moelle. L'extrémité supérieure des centres vaso-moteurs est le centre bulbaire important de Owsjannikof. Goltz (2), en 1863, a démontré par de nombreures expériences, l'existence de centres vaso-moteurs dans la moelle dorsale. Les grenouilles et les mammifères décapités présentent une persistance de la circulation pendant plusieurs heures, et la destruction de la moelle dorsale, centre de la tonicité vasculaire, est incompatible avec la circulation. En effet, il survient une dilatation énorme des vaisseaux, et principalement des veines ; la tension s'abaisse comme après une hémorrhagie abondante ; le cœur reçoit une quantité insuffisante de sang, et la circulation s'arrête. Ce sont des faits que Legallois, en 1812, avait mal interprétés.

Goltz montre également que la moelle lombaire est un centre vaso-moteur. La destruction de cette partie de la moelle, après section dorso-lombaire, donne un affaiblissement du tonus des artères, et augmente la température des membres. Si l'on enlève la moitié droite de la moelle lombaire, la patte droite présente une tempéra-

---

(1) Owsjannikoff. *Arbeiten an der phys. Anstalt zu Leipsig,* 1871.

(2) *Assemblée des Naturforscher à Stettin,* 1863, et *Virchow's Archiv.* B. 29.

ture plus élevée d'un degré que celle de la patte gauche, etc.

Les recherches de Goltz lui font penser que le centre érecteur dont il est parlé plus haut, est composé de deux centres vaso-moteurs antagonistes ; l'un préside à la dilatation vasculaire active du pénis (car on sait que les nervi érigentes d'Eckhard sont des vaso-dilatateurs). Le second centre préside à la contraction vasculaire du pénis, puisque nous avons vu que l'irritation du nerf ischiatique arrêtait l'érection.

CONCLUSIONS

I. Pour produire la méningo-myélite chez les chiens, nous avons, avec un trocart, ponctionné la moelle et injecté dans son épaisseur X à XX gouttes de liqueur de Fowler, dont le professeur Leyden recommande l'emploi.

La liqueur de Fowler est un agent infidèle : les lésions qu'elle produit s'étendent rarement et guérissent presque toujours. L'action de l'huile de croton, en solution alcoolique, est plus sûre.

II. Après la lésion de la moelle lombaire, le nombre des mouvements respiratoires augmente. Le temps nécessaire à l'animal pour respirer 25 litres d'air, diminue ; l'oxydation des tissus, c'est-à-dire la production de l'acide carbonique, augmente. (Il est admis que la production de l'acide carbonique est égale à son élimination par les poumons).

L'augmentation de l'acide carbonique atteint son maximum aussitôt après la lésion médullaire, et persiste le second jour ; le plus souvent, après les injections de liqueur de Fowler, la lésion se limite, et la quantité d'acide carbonique redevient normale, après quelques oscillations.

L'huile de croton détruit rapidement la moelle ; elle

détermine de la lenteur de la respiration, et une diminution considérable de l'acide carbonique. Cette période de dépression est propre à la méningo-myélite diffuse ; elle est précédée des phénomènes qui suivent la lésion médullaire. En effet, le premier jour, l'acide carbonique augmente ; le second jour, on peut encore noter cette augmentation, mais le chiffre de l'acide carbonique est moins élevé qu'après l'injection de liqueur de Fowler. Cette différence tient à une complication : le phlegmon, qui est provoqué par l'huile de croton dans les parties molles, fait diminuer la quantité d'acide carbonique.

Dans cette phase de dépression, on note une hypothermie considérable et un abaissement de la pression artérielle.

III. La destruction de la moelle lombaire ne modifie pas la réaction des urines, qui sont acides pendant l'alimentation normale et l'inanition.

Les urines sont plus denses et en moindre quantité. On n'y trouve ni sucre, ni albumine.

IV. La miction et la défécation se font régulièrement quand les lésions ne descendent pas au-dessous de la 1re vertèbre lombaire.

La piqûre de la moelle à la hauteur de la 2e et de la 3e vertèbre lombaire, provoque aussitôt la miction et la défécation, suivies de troubles durables de ces fonctions. (Paralysie de la vessie, du rectum, et du sphincter anal).

Dans un cas, la paralysie du sphincter anal a été immédiate. (Obs. VII).

TABLE DES MATIÈRES

PARIS. — IMP. VICTOR GOUPY ET JOURDAN, RUE DE RENNES, 71.